どんどんくびれる！
3分腸もみ

腸もみエステ　リープル代表
川村衣里奈

はじめに

私は腸から体質改善を目指す腸もみエステ「リープル」を経営しています。「腸活」が流行っているから、なんとなく来店してみた、というお客様が多いですが、実際にカウンセリングや施術をすると、さまざまなカラダの不調があることに気づいていただけます。そして、それらの原因が腸にあるというお話をすると、驚きながらも効果を実感して、通ってくださる方がほとんどです。

そもそも〝健康〟とは何でしょうか？

私は毎日を、自分が理想とする元気な状態で過ごすことだと思います。病気ではない＝健康ではなく、ココロも満たされているかどうかが大切。

だから私は大好きなお酒も飲みますし、お酒を楽しむために「腸活」をしているとお客様にお伝えしています。「腸のプロがお酒を飲んでいいの!?」とびっくりされますが、楽しく元気に「腸活」することがポイントなのです。

「続けられないかも」と不安に思った方も、大丈夫です！　三日坊主という言葉がありますが、私は3日も続けばマシと言えるくらい、何事も続かないタイプ。ランニングを始めたときは、ジャージと運動靴を買って満足。1度も走らずに終わりました（笑）。そんな私が何年も飽きずに続けられるくらい、「腸活」は誰でも簡単に生活に取り入れることができます。今では〝趣味は「腸活」、特技は「腸もみ」〟と豪語するくらい、すっかり腸の虜です。

自分のカラダは自分でしか変えることができません。「変わりたい」と思ったときが「腸活」を始める第一歩です。

理想の自分をイメージしながら、今日から一緒に、「腸活」を始めましょう！

目次

2章

「腸」のこと、どのくらいわかっていますか？

3章 腸もみがもたらす8つの変化と腸もみレッスン

4章

「腸」がよろこぶ食事術

5章 腸美人に生まれ変わるまで

序章

「腸」が、快適に美しく毎日を過ごすカギ

●〝うんちに振り回される毎日〟になっていませんか？

突然ですが、お腹を触ってみてください。冷たい、かたいと感じた方は、便秘にお悩みの方が多いのではないでしょうか。

サロンのお客様のお腹を触らせていただくと、びっくりするほど冷たかったり、かたかったりする方がいらっしゃいます。お話を伺ってみると「ゆっくりトイレにこもる時間から逆算して、下剤を飲んでいる」とか「お腹は痛くなるけど、大事な予定がない日の前日に下剤を飲んで出す」などと話す方が多いのです。また、下剤に頼るほどではないけれど「前は快便だったのに、最近はコロコロうんちしか出ない」「旅行は1泊2日が限界。2泊以上はお腹が苦しくなって、楽しめないし、帰ってから出すまでがひと苦労」というお話もよくお聞きします。

それから、便秘ではないけれどニオイが気になって、「自宅以外では出せない」とか「彼と一緒だと出せない」「消臭剤を必ず持ち歩く」「会社のトイレでうんちをした後すぐに別の人が入ると、ヒヤヒヤする」というお話もよく聞きます。ちなみに、「うんちは臭いもの」と思っていらっしゃる方がほとんどだと思いますが、実は整った腸から出されるうんちは臭くないんです。

そういう理由でついついガマンしてしまう女心にはとても共感できるのですが、でもそれって、うんちに振り回されちゃっていますよね？　出したいときにいつでも、ニオイも気にすることなく出せる、うんちに振り回されない生活を思い描いてみましょう。毎日がとっても楽になると思いませんか？

●1日に1回出れば快便、それは間違いです！

腸の状態を知るバロメーターとしてわかりやすいのはうんち、ですよね。

私はほぼ毎日、バナナ状のうんちが1日3回出ます。朝、うんちがしたくて起きて1回、朝食後に1回、（昼食はサロンで施術をしていると時間がないため食べられないことが多いので）夕食後に1回。たまに朝のメイク中にもう1回、サロンに着いてまた1回、と5回出ることもあって、自分でもどれだけ出るんだろう……と引いてしまうことも（笑）。これをサロンのお客様にお話しすると、「出すぎじゃないですか!?　何が出ているんですか!?」と心配されてしまいます。けれど、「3日に1回出るのが普通」とか、「1週間に1回が当たり前だと思っていた」と言われるお客様の方が心配です。毎日食事をしてカラダに入れているのだから、その分毎日出さないと!

　そういうお話をすると今度は、「毎日ちゃんと出ています」とおっしゃる方が多いのですが、よく聞いてみると下痢していたり、出てはいるけれど、出した後にスッキリ感がなかったり……。残念ながら、それでは「快便」とは言えません。

　食べたものがうんちとして出てくるまでに24〜48時間かかると言われています。食べた分、このサイクルに合わせて出せるのが理想的です。腸にいい食生活や生活習慣に変え、「腸もみ」をすることで、「入れたら出せる」腸に近づけることができます。その理由はこの本を読んでいただければ、きっとわかっていただけます。

●便秘を甘くみていると、大変なことになるかも……

少し脅かしてしまうかもしれませんが、医学書などでは大腸がんの症状に「便秘」と書かれているのをご存じでしょうか。

私は3年前に祖母を大腸がんで亡くしました。高齢になると腸の動きが弱くなりやすいのですが、祖母も便秘になり、下剤を飲んでいたようです。血が混じることもあったのに、薬を飲んで出しているから仕方がないと思い込んでいて、家族の誰にも相談しませんでした。それに祖母は健康オタクで、カラダにいい食事にこだわっていましたし、年齢のわりにモリモリ食べていたので、家族の誰もがまさか病気だとは思わなかったのです。もう2度と身近な人を腸の不調で亡くしたくないですし、より一層、腸の大切さを実感しました。

高齢者でなくても、便秘を解消するために下剤に頼っている方も多いと思います。高校生の頃、ダイエット目的で下剤を飲んでいたというお客様は「食欲は抑えられないから下剤に頼っていて、特に身体測定の数日前は下剤を飲み続けて体重を減らしていた」と言います。また、看護師をされているお客様からは「便秘に悩んでいるとドクターがすぐに下剤を処方してくれる」というお話も聞きますし、「漢方薬の下剤ならカラダに悪くないでしょ？」とおっしゃる方も。こういったお客様のお話を聞くたびに下剤がすごく身近になってしまっていると感じますし、なんとかしてあげたいという気持ちにもなります。

「どんな方法でもうんちが出ればいい」と思い込んでいる方が多く、出すことがゴールになっているように感じます。けれど、自分の力で出すことこそが目指すべきところ。日常的に薬に頼ってうんちを出していると、腸の調子の変化に気づきにくくなってしまい、病気のサインを見逃してしまう恐れがあります。「たかが便秘」とほうっておくと、取り返しのつかないことになることもあるとお伝えしたいのです。

●コロナに負けないカラダも、腸がつくる

新型コロナウィルスの世界的な流行で、常にマスクをつけなければならなかったり行動がいろいろと制限されたり、これま

でに経験したことのない毎日を送られていると思います。便秘が腸の病気のサインになる可能性があるとお話ししましたが、腸の状態をベストにすることで、感染症になりにくいカラダに整えることも期待できます。

テレビや雑誌の健康情報で、「風邪やインフルエンザにかからないためには免疫力を高めること」とよく目にすると思います。免疫力とは、外から体内に侵入した細菌やウィルスを撃退する自己防衛システムのことで、免疫細胞の働きによってもたらされています。この免疫細胞の70%は腸にあります（詳しくは第2章の43ページでお話しします）。つまり、腸の状態がベストならば、免疫力を高めることができるのです。新型コロナウィルスだけでなく、さまざまな感染症に負けない強いカラダを手に入れるには、「まずは腸」なのです。

●「腸もみ」で、ポッコリお腹がペタンコに！

「腸もみ」をすることで変われることは、うんちに縛られた生活から解放される、腸の病気になりにくくなる、免疫力を高めて健康的な生活が送れる、これだけではありません！　ポッコリお腹を解消し、メリハリのあるボディを手に入れることもできます。詳しいことは第3章の57ページでお話ししますが、腸が本来あるべき場所に戻ればポッコリお腹になりにくいですし、腸内環境が整うと食欲を抑制するホルモンが分泌されやすくなってやせやすいカラダになれます。「腸もみ」で腸をあるべき位置に戻し、腸の動きを活発にして腸内環境を整えることができるので、無理なダイエットや運動をすることなく、スリムなボディに近づくことができます。

私のサロンのお客様のほとんどが、1回の施術でウエストが3cmほど減るのですが、中には8・5cm減った方もいらっしゃいました。

サロンのカウンセリングスペースに、お客様のビフォー&アフターの写真を貼っているのですが、その中でも特に驚きの変化を遂げた3名をここでご紹介します。ポッコリお腹が解消されると、横に広がっていたおへそが縦形に変わるので、そこにも注目してみてください。

（Aさん）

12ヶ月で12回、月1回ペースの来店。手足は細いのに、ポッコリお腹のせいでやせて見えないというお悩みがあったお客様。肋骨や骨盤が整い、胃腸の位置も上がったので、ガスが抜け、むくみも気にならなくなって、スッキリとしたラインに。

（Bさん）

5ヶ月で5回、月1回ペースの来店。骨盤のズレから腰の周りにお肉がつきやすくなってくびれに左右差がありました。骨格を調整して、腸を始め内臓の位置も修正しまし

BEFORE

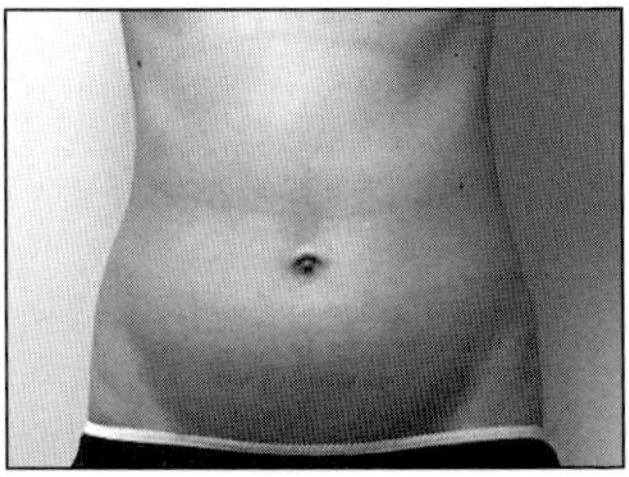

AFTER

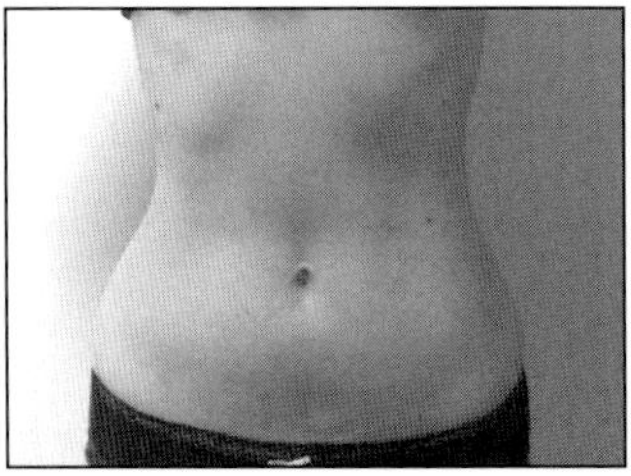

●Aさん

た。肋骨がキュッと締まって、ポッコリお腹も解消されています。おへそもキレイな縦形になっていますよね。

（Cさん）

12ヶ月で24回、月2回ペースの来店。Cさんは立ち仕事のため、骨盤が開きやすくなっていて、さらに、むくみやすい体質でした。骨盤を締めて、下がっていた胃の位置を上げて肋骨も締めたことで、腰周りの薄さが目立つように。腰痛になりやす

BEFORE

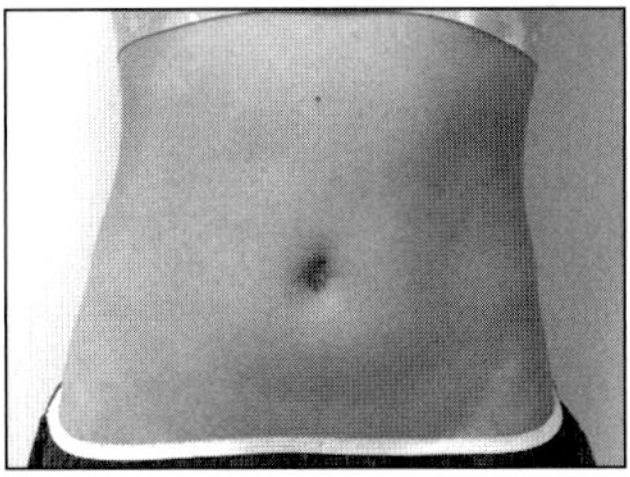

AFTER

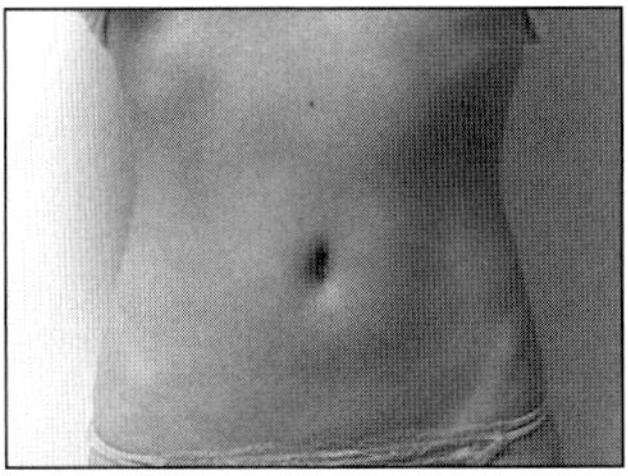

●Bさん

いと言われる反り腰も解消されました。

いずれもアフターは取材時の様子ですが、みなさん3～4回目でこのスタイルになっていて、通い続けた結果、今もキープされています。みなさん体重が4～5kg減ったように見えますが、実は減っていても1～2kgくらいなのです！　もちろん、食事制限はしていなくて、第4章でお話しする「腸がよろこぶ食事術」を気にしていただいたくらい

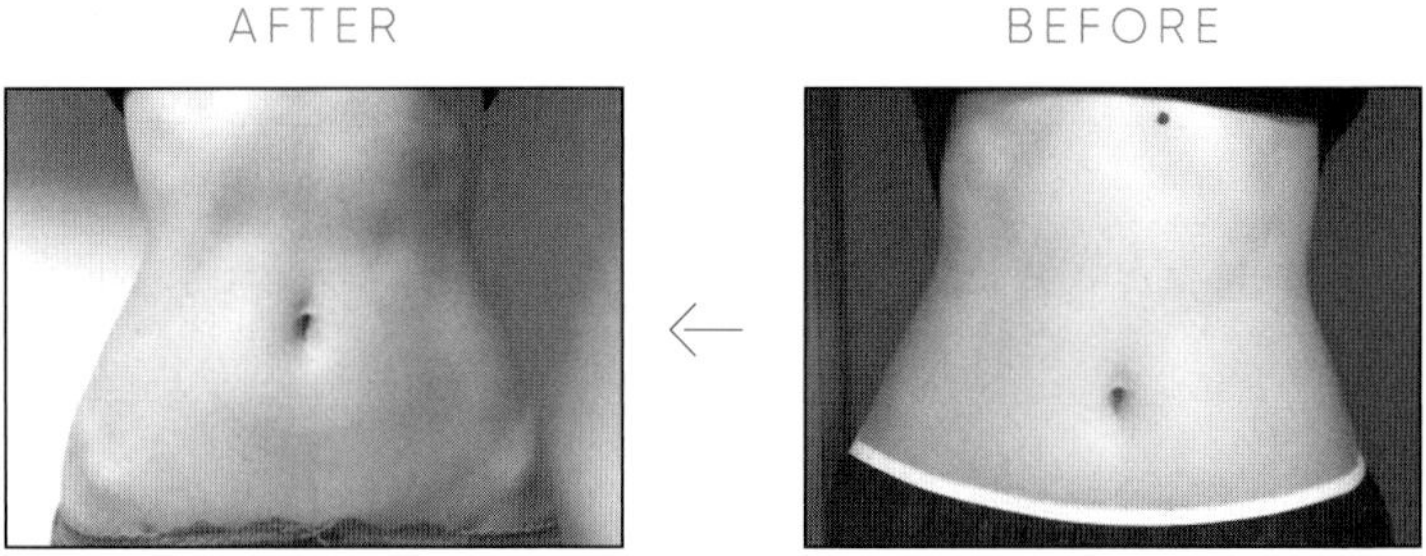

●Cさん

です。しかも、特別な運動もされていないんですよ。

急に太ってしまったとか、やせにくくなった、とか言われるお客様のお腹を触ってみると、脂肪やセルライトがついている、というよりはむくんでいたり、ガスが溜まっていたりする場合が大半。むくみやガス溜まりを解消するだけで、見た目はこんなにも変化するんです！

先ほどの3名は「リープル」で施術を続けているお客様です。経験と知識を積み上げてきた施術者が、骨格を整えて内臓の位置を調整する「リープル」オリジナルの「腸もみ」メソッドを行っています。サロンは今、大変ありがたいことにたくさんの方からの予約をいただいており、キャンセル待ち状態です。また、遠方で通えないという方からのお問い合わせもたくさんいただいています。そこで、ご自宅でもできる「セルフ腸もみ」と、サロンでお客様にお伝えしている食生活や生活習慣で気をつけたいことを、この本でお伝えできればと思います。

1章

あらゆる不調が「腸」で解決できるワケ

●腸が動いていないのにファスティング？

3〜5日間、食事をしないで酵素ドリンクなどを飲むファスティング。腸にある宿便を出しきってダイエットができると言われています。食事に置き換えて飲むだけというその手軽さから、トライしている方もいらっしゃるかもしれませんが、むやみに行うのは危険です。お客様からも、「ファスティングしたけれど1kgもやせなかった」「逆に便秘になった」と相談を受けることがあるのですが、腸の状態が整っていないと、辛い思いをしてがんばっても期待していた結果にならないことも……。

蠕動《ぜんどう》運動というもごもごとした腸の動きがあるから、私たちはうんちを出すことができるのですが、この蠕動運動ができない働きの悪い腸だと、いくらファスティングをしてもうんちは出にくいんです。

それにそもそも、〝宿便〟なんてないんですよ。うんちの形をしたものが腸に溜まっていて、それを宿便と思っている方が多いと思いますが、実際には腸壁にちょっとずつカスのようなものが残っているだけ。私も3日間ファスティングをしたことがありますが、最終日にヘドロのような、黒くて臭いものが出てきて、お腹がペタンコになりました！　これが、リセットできた証拠なんだな、と感じたことがあります。

ファスティングは、腸を休めるためにするならいいと思いますが、ダイエットのためにやりたいなら、まずは腸の状態を整えましょう。その方がカラダは変わりやすくなりますよ。

●腸が整うと、ココロも整います

すぐにイライラして人に当たる人、喜怒哀楽が激しすぎる人をみると、「腸の調子が悪いのかな?」と思ってしまいます。それは、腸と脳には密接に関わっている「脳腸相関」があるからです。自律神経系や内分泌系（ホルモン）、免疫系などの情報伝達経路を通じて、腸から脳へ、脳から腸へ、情報がお互いに送られています。そのため、腸の調子が悪いと自律神経が乱れてイライラしたり、ホルモンの分泌が悪くなって幸せホルモンが減り、ネガティブ思考になったりしてしまいます。つまり、脳の影響かな、と思っていたことが、実は腸の影響だった、ということがあるんです。

実際に最初にサロンに来店されたときは、警戒されていたり、何を話しても「別に」とツンツンしたりしていたのに、「腸もみ」を続けて腸の状態がよくなってくると、表情が明るくなったり、ポジティブな会話が増えたりしたお客様もいます。いつもカリカリしていて、彼に当たってしまうと言っていたお客様は、「腸もみ」のあと1週間、穏やかになり、驚いた彼から「絶対続けなよ！」と言われて、通うことに決めたと言います（笑）。他にも腸を整えることで「脳」が変わって、言動が変わっていくお客様をたくさんみてきました。

私自身も、「腸もみ」に出会う前は便秘に悩まされていて、イライラしやすく、腹が立つ！　と思うことが多かったのです。でも、「腸活」で腸が整ってきたら、そういう人をみると「腸の調子が悪いんだろうな」と優しい目でみられるようになりました。それに、どんなに休みなく働いていても、楽しく仕事ができているから疲れを感じません。自分を楽しませる方法がわかってきたというか、今を楽しめる脳になってきたようです。

カラダの健康もココロの健康も、整った腸がもたらしてくれると思います。

●「腸が整う」とは、どういうことでしょうか？

これまで、「腸が整う」とポッコリお腹がスッキリしたり、ダイエットしやすいカラダになれたり、幸せを感じやすいココロになったりする、とお話ししてきました。では、「腸が整う」というのは具体的にどういうことでしょうか。

まずは、腸の大事な役割である、消化吸収ができているかどうか。消化吸収の90％は腸でされているのですが、そもそも食べたものから栄養をしっかり吸収できているでしょうか。「毎日ちゃんと食べているし、栄養も摂れている」と思うかもしれませんが、実は腸の働きが弱っていて栄養をしっかり吸収できておらず、**隠れ栄養失調になっている方が多い**ように感じます。

そして、不要になったものをきちんと排出できているでしょうか。これは便秘に悩まされていれば、自覚できることだと思いますが、序章の15ページでお話ししたように、食べた分だけ出すのが目標ですから、1日に1回とか、2〜3日に1回という方も、腸が十分に働いていない可能性が高いかもしれません。「腸が整う」とは、栄養をしっかり摂り入れられていて、不要なものを溜め込まない状態のことなのです。

●「腸もみ」を始める前に、なりたい自分をイメージ

ここまで読んで、早く「腸もみ」をしたい！　という気持ちになっていただけたでしょうか？　でも「腸もみ」を始める前に、やっていただきたい大切なことがあります。まずはなりたい自分をイメージしてほしいのです。

サロンに初めていらっしゃったお客様にも必ず伺っている

ことで、このカウンセリングの時間を私たちはとても大切にしています。

なぜ「腸もみ」を始めるのか、その理由づけというか、目標を立てておかないと、なかなかがんばれないし続けられないと思うからです。目標がないとブレて、楽な方に向かってしまうから、挫折してしまいがち。どうしてこうなりたいのか、そのために何をするべきか、それを頭の中で整理しておくと、続けやすくなります。なにより、「変わりたい」という気持ちが原動力になります。

特に女性は未来をイメージしたり、ワクワクする目標を持って進んでいったりするのが得意だと思います。例えば、なりたいイメージを紙に書いてみる、というのもいいかもしれません。書くことでより、目標達成への意識が高まり、挫折せずに続けることができると思います。

さぁ、イメージしてみましょう！


「下腹部のポッコリをなくして、おしゃれを楽しみたい！」

「太りにくい体質になって、ダイエットとサヨナラしたい！」

「免疫力の高いカラダになって、毎日健康的に過ごしたい！」

「化粧品頼みではない、本物の美肌になりたい！」

「ずっと悩まされているむくみや冷え症から解放されたい！」

「疲れにくいカラダになって、いつもパワフルでいたい！」

「ネガティブ思考から脱出して、いつもハッピーでいたい！」

「生理不順や生理痛を気にせずストレスフリーになりたい！」

あなたは、どうなりたいですか？

COLUMN1

便秘は遺伝すると思いますか？

友人とたまたま便秘の話になり、「2日も出ていない」というお話を聞いて、「そのくらい普通じゃない？」と言ったら、「普通は毎日出るものだ」と言われ、慌てて私のサロンにいらっしゃったお客様がいました。どのくらいのペースで出ていますか？　と聞いてみると、「1週間に1回くらい。祖母も母もそうだし、便秘家系なんです」とおっしゃいました。さらにお話を伺うと、お母様はあまり料理が得意でなく、小さい頃から冷凍食品やスーパーのお惣菜が多かったとか、家族全員お風呂に浸かる習慣がなく、シャワーだけで済ませていたとか便秘になる要素がチラホラ……。

便秘は遺伝しません。一緒に暮らしている時間が長い家族の場合、生活習慣や食生活が似ているから、便秘になりやすい体質になっているだけなのです。

2章

「腸」のこと、どのくらいわかっていますか？

●最初につくられるのは「腸」。それだけ重要な臓器です

人間の臓器で、最初につくられるのが腸だということをご存じでしょうか？　知っている方は少ないかもしれませんね。お母さんのお腹の中でヒトになる過程で、腸は、血液を全身に送り込む心臓よりも、カラダにさまざまな指令を送る脳よりも、最初につくられます。「腸もみ」をしている私にはとっても神秘的に感じられます。

また、第1章で、「脳腸相関」のお話をしました。私たちのカラダは、脳から腸へ、腸から脳へと情報を交換しあっていますが、腸は〝単独行動〟もできます。つまり、脳からの指令を受け

ずに活動することもできる臓器なのです。テレビや雑誌などで「腸活」に関する情報が伝えられるときに、「腸は第二の脳」なんて言葉をよく耳にしますが、「脳は第二の腸」という方が正しいかもしれませんね。

つまり、腸が元気でないと、健康的に生きていけない、ということになります。人生100年時代と言われていますし、長い人生を楽しく過ごしていくには、いかに健康に生きていくかがポイントになりますよね。腸を元気に保つことが、その一番の近道になると思います。

●大切なことのほとんどは、「小腸」がしている！

それでは、腸の働きについてお話ししましょう。

私たちが食べたものは口から食道を通って胃にストンと落ちていきます。胃は「小腸」へ送る準備をするところ。食べた物をドロドロにして十二指腸へ送り、そこから「小腸」へと送られます。おへその裏あたりにある手のひらサイズの「小腸」には、「空腸」と「回腸」があって、「空腸」は文字通り、何も残さない腸。消化吸収をしていて、ここで食べ物の栄養をギュッと吸収しています。「回腸」はパイエル板というところで免疫細胞を集め、幸せホルモンと言われるセロトニンをつくっています。

腸というと、お腹の中をぐるっと囲んでいる「大腸」をイメージする方が多いと思います。腸内環境を整えるお薬やサプリメントのCMなどでも、「大腸」のイラストが使われることが多いですし、大きいだけに、こちらの方が大切と思いがちですが、「大腸」の主な役割は水分を吸収して便の形をつくること。「空腸」で栄養が吸収されたあとの、液体になっている余計なカスが「大腸」の右側に送られてきて、蠕動運動という腸の働きでモゴモゴとさせ、水分を吸収しながら左の方にどんどん送っていき、腰骨の上あたりのS字結腸で固形化して便がつくられ、肛門から排泄されます。

一方、「小腸」には、免疫細胞の70%が集まり、食べ物の消化吸収の90%、幸せホルモンと呼ばれるセロトニン分泌のなんと

90％が行われています。つまり、私たちが生きていくために大切なことのほとんどは、「小腸」がしてくれていると言ってもいいのです。

●やわらかくて、あったか～いお腹が正解

序章でお腹を触っていただきました。かたくなっていたり、冷たくなっていたりしている方が多いと思います。

サロンでも、施術の前にお客様にご自分のお腹を触っていただいています。お腹がかたい方の中には、「私、筋肉質なんです」と言われる方が多いのですが、施術のあとにもう一度触っていただくと、ほとんどの方が「これ、私のお腹ですか!?」と、ふわふわとやわらかくなったお腹に驚かれます。

お腹がかたいと感じるのは、筋肉ではなくて筋膜がかたくなっているだけの場合が圧倒的に多いです。「腸もみ」をすることで筋膜がゆるみますし、日常生活の影響で下がりぎみだった腸もあるべき位置に戻るので正常に働きやすくなり、マシュマロみたいにふわふわのやわらかいお腹になります。そして、腸が動くことで血流がよくなり、ほんわかと温かくなります。このやわらかくて温かいお腹が、腸の状態がベストであることのサインだと、覚えておいてくださいね。

●平熱が35度台なら、「腸」の状態がよくないのかも

みなさんの平熱は何度でしょうか。体温は1度下がると、代謝がその分悪くなるので、ダイエットしにくいカラダになって

しまいますし、免疫力は30％も下がってしまうと言われています。この体温も、腸の状態と深い関わりがあります。

腸の調子がよくない＝便秘で、なおかつ平熱が低い人というのは非常に多いです。そういう私も20歳前後の便秘がひどかったときは、36度あった平熱が35度台まで下がっていました。それまでは冷え性とは思っていなかったのですが、なんとなく毎日のように手足に冷えを感じるようになり、今思えばお腹も冷たかったような気がします。腸が整っている今では平熱で36・8度はあり、手足に冷えを感じることはありません。

平熱が35度台と低めで、常に冷えを感じるようなら、腸の調子がよくないのかもしれません。

●カイロや肌着に頼らなくていいカラダに

低体温が腸によくないと聞くと、カイロや、熱を発して温かくなる肌着などでカラダを温めようと思うかもしれませんが、腸の状態が整えば、自然と体温も上がります。

冷え性に悩まされている方も、カイロや肌着でカラダを温めている方が多いと思いますが、これに慣れてしまうと自分で発汗・発熱をする力が弱まって、逆に冷えやすくなってしまうことも。例えば通勤中や仕事中だけ、お買い物などで外出するときだけとかならいいのですが、家の中で過ごすときや寝るときなど24時間ずっと使っているというのは考えものです。

私たちのカラダには、寒いと感じたら自ら温めようとする機能があります。カイロや肌着を常用することでその機能が働きにくくなってしまいます。冬の間にそれらを使いすぎて体温を調整する機能が鈍り、夏になっても冷え性に悩まされてしまうという方も多いです。カイロをずっとつけている人に限って「寒い、寒い」と言っていると思いませんか？

血液の〝質〟は腸で決まる、と言われています。腸が整っているとよい血液がつくられやすくなり、それが体内を巡ることで体温が上がります。

●常温の水をちびちび飲んで、体温を上げましょう

カイロや肌着に頼らずに体温を上げ、腸で質のよい血液をつくるためには、水分が必要です。みなさん水分を摂っているつ

もりかもしれませんが、実は水分不足で軽い脱水状態を起こしている、枯れ木のような方が多いと感じます。

飲んですぐにおしっこがしたくなる、なんて方はまさにそう。植木鉢の枯れ木に水をあげても、すぐに鉢から水が出てしまう。けれど、イキイキとみずみずしい木に水をあげると、ゆっくりと水を吸収するので水がすぐには出てこない、そんな経験はありませんか？　カラダも同じで、潤いが足りていないから水分を留めることができず、すぐに出してしまうのです。

1日に飲みたい量は、女性の場合1～1・5Lで、夏はプラス500ml。お茶やコーヒーやジュースではなく、できれば常温の水やぬるめの白湯をおすすめします（詳しくは第4章の118ページでお話しします）。朝起きてすぐは、腸に刺激を与えるためにコップ1杯の常温の水、またはぬるめの白湯を一気に飲みます。あとは2口、3口くらいをこまめに飲んでください。日中は一気に飲んでしまうと水分代謝がうまくいかなくなる原因になるので、ちびちびと何度も、が理想的。量を摂ることだけを意識して、冷たい水をガバガバと飲んでしまうのも、水分代謝がうまくできなくなる原因となり、冷えやむくみの原因になるので、注意しましょう。

●腸からのお便り「うんち」は健康のバロメーター

腸の状態を知るには、お腹を触ってみてかたさや冷たさを感じたり、体温をはかったりする方法があるとお伝えしましたが、いちばんわかりやすいのはうんちです。大きさはバナナ1本くらいで、色は黄色から黄みがかった茶色、ニオイはなく水に浮くうんちなら、快腸と言えます。まだ残っているかも？ という感じがなくスルンと出ることも大切。食べたら出るのが理想なので、3食食べたら3回出るようにしたいものです。

私は朝起きたらすぐにうんちが出ますし、ニオイもないので、消臭スプレーを使うこともなく、エコ（笑）。しかも、便座に座ってすぐにスルンと出るので、大きい方をしてきたと気づかれないようです。「腸活」で、ニオイのないキレのいいうんちを目指すこともできますよ。

最近は、うんちの状態を記録するアプリもあるようです。そういったものを活用するなどして、うんちの状態を日々チェックしてみるのはいかがでしょうか。何を食べるといいうんちが出せるかを知ることができ、食事を見直すきっかけにもなるはずです。

●自分のタイミングで出せるようにしましょう

薬に頼らず自分の力でうんちを出しているけれど、出るまでに時間がかかってしまう、という方も多いですよね。何分もトイレにこもってずっとうんちを出そうとがんばっていきんでいるというお客様のお話もよく聞きます。でも、長くいきんでいると肛門の筋肉がゆるんでしまい、トイレに行くタイミングがわからなくなってしまうことがあるのです。

うんちをしたいと思ったときに我慢するのを繰り返してしまうことも問題。せっかくうんちをしたい、という信号が送られてきているのに自分でストップをかけてしまい、うんちを出すタイミングを逃して、便秘になってしまう方も本当に多いです。

仕事中など、行きたいときに行けないこともあるとは思いますが、うんちがしたい、と思ったら我慢せずにトイレに行けるように、環境を整えたいですね。

COLUMN2

「腸」のためには、シャワーより入浴

帰宅が遅くなってしまうと、湯船にお湯を張るのが面倒だからシャワーだけで済ませる、という方も多いかもしれません。カラダを清潔にする、という目的ならシャワーだけでもいいかもしれませんが、腸を整えるためには、お風呂に浸かることをおすすめします。カラダを温めることで腸が働きやすくなりますし、リラックス効果を得ることで、腸を活発に活動させる副交感神経が優位になるからです。

入浴方法は、半身浴がおすすめ。全身浴だと血液が一気に巡ってしまい、心臓に負担をかけてしまうからです。半身浴といっても、胸の下くらいまで。心臓が出るくらいの湯にしっかり浸かりましょう。長い時間でなくても大丈夫です。10～20分入浴するだけでも全然違いますよ。一気に副交感神経が優位になり、睡眠の質もぐっと高まります。お気に入りの入浴剤を入れたりして、毎日のバスタイムをぜひ楽しんでみてください。

3章

腸もみがもたらす 8つの変化と腸もみレッスン

●なりたい自分は決まりましたか？

この章では、いよいよ「腸もみ」の方法をご紹介します。

その前に、第1章の34ページでお伝えしたように「腸もみ」をすることで、どんな自分になりたいか、をイメージしましょう。きっとカラダとココロにさまざまなうれしい変化をもたらすことができます。

そこで、「腸もみ」によって変化できることから8つをピックアップしてみました。

さぁ、あなたはどれを目指しますか？　目標をはっきりさせてから始めると、「続かない」なんてこともなくなりますよ。

CHANGE
1

ポッコリお腹がスッキリ！スリムな体型になりたい！

「腸もみ」をたった1回しただけで、ウエストが8・5㎝も減ったお客様もいらっしゃると序章でお話ししましたが、ほとんどの方は続けることで、体重がすごく減るわけではないのに、まるで4～5kg減ったかのように、見た目に変化が現れます。

それは、腸が〝下がりやすい臓器〟だからです。「大腸」は腹膜で2ヶ所、固定されていると言われていますが、長さは約1・5mもあります。うんちが出ずに老廃物が腸に溜まったままだったり、筋力が低下して腸を支えられなくなったりすることで、どんどん腸が下がり、これが下腹部のポッコリにつながってしまうのです。

ポッコリお腹は、脂肪がついたと思っている方が多いのですが、腸そのものが下がってしまっている可能性が高いです。それなのに、「鍛えて引き締めなきゃ！」と慌てて筋トレを始めてしまうのはＮＧ。**下がった状態の「腸」を、下がった位置のままかためてしまうことになるからです。**筋トレブームが加速して、筋肉女子が流行っているので、そういう方が多いんです。さらに、筋肉にはタンパク質が必要だからと、一生懸命に食品添加物が入ったプロテインを飲むことで、気づかないうちに腸内環境を悪化させ、やせにくいカラダになってしまっている可能性も……。

腸が整わないと、いくら炭水化物を控えても、筋トレをしても、ポッコリお腹はなくならないんです。特に無理な食事制限をするダイエットはおすすめしません。生理不順やPMSがひどくなったり、炭水化物抜きダイエットでリバウンドしてしまったりすることもあります。

腸が下がっているかどうかを判断する簡単な方法は、「おへそ」の形を見ること。腸があるべき位置にあると〝縦べそ〟と言って、「おへそ」の形が縦形なのですが、腸が下がっていると、横に広がっていたり、への字になったりしてしまいます。体格によってはひどい便秘なのに縦べその方もいらっしゃるので一概には言えませんが、目安になると思います。あとは、お腹を押してみてかたかったり、下腹部あたりの色がくすんでいたりしたら、腸が下がっている可能性大です。

腸が正しい位置にくると、カラダのシルエットが変わります。他の臓器もおへその中心に寄ってくることになり、肋骨が締まります。ポッコリお腹がペタッとするだけでなく、ウエストのくびれも出てくるのです。

お腹周りは、隠そうと思えば洋服で隠せますが、「腸もみ」で隠す必要のない体型になることができます。サロンにいらっしゃるお客様のほとんどは、パンツのサイズがダウンしますし、トップスをボトムにインできるようになったとうれしそうに話してくださいます。

隠すことにコミットしていた服選びが、着たいと思う服を選べるようになる、お洋服をよりカッコよく着こなすことができるようになる、南の島を旅したときに堂々と水着が着られる、そんなメリハリのあるスリムボディが「腸もみ」をすることで手に入ります！　体型を隠すことで感じていたストレスもお腹と一緒にスッキリ解消できると思います。

CHANGE
2

カラダの声を聞けるようになって、やせ体質になりたい！

私は「腸もみ」を始める前は仕事の合間に手軽に食べられるパンを食べることが多かったのですが、今は食べたいと思うことが少なくなりました。ダイエットのためにそうしたのではなく、腸が整うことで腸に悪さをするグルテンを含むパンを食べたいと思わなくなったからです。それまでおいしいと思っていたコンビニのお弁当やインスタント食品、ファストフードも「こんな味だったかな？」と感じるようにもなりました。このことをお客様にお話しすると、「本当に？」と最初は疑いの目を向けられますが、「腸活」を続けられるうちに、「川村さんが言っていたこと、わかりました！」とおっしゃっていただけます。

腸が整うことで味覚が敏感になり、自然とカラダに必要なものを欲するようになるのだと思います。本当に不思議なことですが、悪いものをカラダに入れたくなくなってくるんです。このことはダイエットにも深く関係しています。

腸の中には１００兆個、１０００種類以上腸内細菌が存在し、善玉菌、悪玉菌、どっちつかずの日和見《ひよりみ》菌の3つに分けられます。バランスは善玉菌2：悪玉菌1：多い方の菌に味方する日和見菌7がベストと言われていて、この2対1のバランスが崩れる、つまり腸内環境が悪化すると、日和見菌が悪玉菌にどんどん引っぱられてしまいます。すると本当は腸内がいい菌たちで9割を占めているのが理想的なのに、8割が悪い菌になってお腹の中が大変なことになってしまいます。

悪玉菌が多くなることによって、食欲を抑制するホルモンが分泌されにくくなってしまうのです。腸内細菌は、食事で摂った食物繊維などを発酵して、短鎖脂肪酸という物質をつくり出しています。この短鎖脂肪酸は、私たちが生きていくためのエネルギーになったり、腸内環境を整えたりするために必要不可欠なもので、腸内の細胞にあるＧＰＲ41という受容体と結びつくことで、食欲を抑制する働きも持っています。けれど、悪玉菌が優勢になって腸内環境が悪くなると、短鎖脂肪酸がつくられにくくなり、食欲をコントロールしにくくなってしまうのです。

逆に腸を整えて善玉菌が増えると、必要なものを必要なだけ摂ることができます。不要なものを摂らなくなるので、無理なダイエットをしなくても、太りにくい体質に整えることができます。リバウンドを繰り返すこともなくなりますよ。

CHANGE 3

ウィルスに負けない、免疫力の高いカラダになりたい！

新型コロナウィルスの世界的な流行で、ウィルスに負けないカラダづくりを、と免疫力を高める食事や生活習慣への注目度が高くなっています。花粉症の症状を和らげるのにも、免疫力を高めることが大切、と言われます。

この免疫力にも深く関わっているのが「腸」。第2章の42ページでもお話ししましたが腸の中には「パイエル板」という板のような形の免疫器官があります。腸絨毛《ちょうじゅうもう》という、小腸内壁の輪状のひだにあり、そこに食品添加物などの悪いものが侵入してしまうと、リンパ小節に存在する免疫細胞の機能が低下してしまいます。すると免疫力が下がってしまう、ということがわかっています。

まずはそういう悪いものを入れないこと、そして腸内細菌のバランスを善玉菌が優位な状態にすることが、免疫力を高くするポイントです。善玉菌はみなさんよくご存じだと思いますが、ビフィズス菌や乳酸菌などです。こういいい菌を増やすことが大事。子供の頃は腸内細菌がバランスよく整っているのですが、大人になって腸に悪いものを入れてしまうことで、バランスは崩れていきます。

腸内細菌のバランスが整っていると、ウィルスが体内に入ってきても戦ってくれます。腸がよくなるとアレルギーが治る、というわけではありませんが、症状を和らげることはできます。

アレルギーとは、カラダに害を与える細菌やウィルスから、自分を守るための免疫システムに異常が起こり、無害なはずの物質に対しても、過剰に反応して自分で自分を攻撃し、さまざまな症状を起こしてしまうことです。例えば花粉症。花粉の刺激を受けて免疫器官が過剰に反応してしまい、鼻水やくしゃみが出たり、目がかゆくなったりしてしまうのですが、腸内環境が整うと、花粉などの刺激に過剰に反応するのを抑制して、その症状を出にくくすることもできます。

私ももともとスーパーアレルギー体質でした（笑）。小学校のときからアトピー、喘息、アレルギー性鼻炎と、ありとあらゆる不調を持っていたのですが、腸が整ってからはこれらの症状がまったくと言っていいほど出なくなりました。

CHANGE 4

メイクで隠さなくていい美しい素肌を手に入れたい！

大人になってもしつこいニキビに悩まされていたりしませんか？　「口の周りにニキビができるのは、胃腸が弱っているから」とか、「フェイスラインのニキビは女性ホルモンが乱れている証拠」などと聞いたことがあると思いますが、腸の状態は肌に現れやすいのです。

「肌は腸の鏡」と言われていて、腸内環境が悪化していると、肌も荒れやすくなってしまいます。肌の美しさに関わるのが新陳代謝ですが、ビタミンやミネラルなどの栄養をしっかり吸収できていなかったり、老廃物がきちんとデトックスされていなかったりすると循環が悪くなり、新陳代謝は鈍ってしまいます。栄養の吸収はほとんど「小腸」でしていますし、デトックスの75％くらいは「大腸」による排泄で行われていると言われるので、**〝ちゃんと出して、ちゃんと入れられる腸〟**にすることは、美肌にとってとても重要なのです。

　どんなに高価な化粧品を使っても肌がよくなっている実感がない、なんていうのも、腸が整えばなくなるはずです。逆に腸の調子を整えないまま高価な化粧品を使ったり、いくら肌にいい成分が入ったサプリを飲んだりしても、しっかり吸収することができず、期待していた効果が得られないことも。

50代、60代のお客様からは、「シワやシミが薄くなった気がする」とよく言われます。腸が整うと肌のターンオーバーが活性化するので、ふっくらとしてきてハリ感やツヤ感に変化を感じるのだと思います。腸を整えることは、肌荒れを防ぐことや、エイジングケアにもつながるのです。

私も中学生の頃からニキビに悩まされ、20歳を超えてからもなかなか治りませんでした。でも便秘が解消された今では、生理前に必ずできていたニキビは出にくくなり、「肌がきれい」と言われることが増えました。肌をほめてもらえることなんて一生ないと思っていたので、本当にびっくりしています！

CHANGE 5

冷え性やむくみに悩まされず、毎日イキイキと過ごしたい！

便秘の方は、たいていが冷え性やむくみにも同時に悩まされています。第2章の46ページでもお話ししましたが、私も便秘だった頃はカラダが冷えていました。

便秘になるとなぜ冷え性やむくみになるかというと、腸が自律神経に深く関わっているためです。自律神経が整うと、血行や代謝がよくなり体温調整がしやすくなるのですが、便秘で腸の働きが悪いと自律神経が乱れてしまい、体温調整がうまくできず、冷えを招いてしまうのです。

また、消化・吸収し、うんちをつくる腸の蠕動運動で、体温が高くなりますが、便秘では当然それも起こりにくいです。

そこで効果的なのが「腸もみ」。もむことで便秘で動かなくなった腸の動きを活発にさせることができます。

寒いときに、みなさんは手足をさすると思いますが、それよりお腹をもみもみする方が効率よくカラダを温められます。腹巻をしてお腹を温めることが、全身を温めるためには効果的、と考えた昔の日本人はすごいな、と思います。

「健康の要は血流」と言われるお医者さんも多いようですが、それを司っているのが腸なのです。

CHANGE 6

疲れにくいカラダになって、何でもトライできるように！

たっぷり寝ても朝起きると疲れが残っていて、一日中スッキリしない、または、なかなか寝つけなくて、十分な睡眠が取れず、疲れがどんどん貯金されていく、というのも腸の状態がよくないことが原因のひとつと考えられます。

質のよい睡眠を取るためには、寝る3時間前には食事を済ませて、胃を空っぽに近い状態にしてほしいのです。腸は、副交感神経が優位なときに活動的になるので、寝ているときも活発に腸内細菌のバランスを整えるためにがんばっています。このとき胃に食べ物が残っていると、腸は消化吸収に気を取られて、自律神経を乱してしまい、疲れをリセットしにくくなってしまうのです。

また、体内酵素が不足すると疲れやすくなるとも言われています。私たちは生きているだけで体内酵素を消費していて、食べ物の消化吸収や、代謝にも体内酵素が使われています。

この酵素、酵素ドリンクを飲めば増やせると思っている方も多いかもしれませんが、残念ながら増えることはありません。足りなくなったものを補っているだけ。酵素を補うことは、代謝を促すサポーターとして必要ではありますが、まずは〝酵素の省エネ〟をすべきです。必要以上に食べて、酵素を使ってしまうと、疲れやすいカラダになってしまうので、腸を整えて必要なものだけを摂り入れ、不要なものを出せるカラダに整えましょう。

CHANGE 7

ポジティブ思考で、いつも幸せを感じられるココロに

第1章の32ページでもお話ししましたが、私も便秘がひどかった頃はイライラしやすい人でした。顔つきも性格もきつく、親や姉には「怒ると怖いから、怒らせないようにしよう」と気をつかわせていました。でも、腸が整った今では、「性格が穏やかになって本当によかった」と家族に言われます。怒るという感情がほぼなくなり、腹が立つことが減ったと自分でも感じています。性格が穏やかになっただけでなく、物事を冷静に考えられるようにもなって、怒る前にどうしたらよくなるのかな？と思うようになりました。

これは、腸が整ったことで幸せホルモン、セロトニンの分泌が高まり、幸せを感じやすくなったからだと思います。

サロンを経営するようになって、大変なこともたくさんありましたが、どんなときでも冷静に、柔軟に考えられるようになりました。物事を受け止める、というよりは受け入れられる力が強くなった気がしています。

幸せを感じられるようになると、対人関係もよくなって、周りが助けてくれる人でいっぱいになったとも感じます。とてつもなく人に恵まれているのは、「腸もみ」のおかげと、胸を張って言えます。

こうした変化は決して私に限ったことではありません。お客様からも同じような感想をたくさんいただいており、うれしい連鎖が毎日起きています。詳しくは第5章でお伝えしていきます。

CHANGE
8

生理にまつわる不調から解放される！

私にとって生理とは、ただ要らなくなった経血が出るもの。デトックスできるし、生理後はダイエットスイッチがＯＮになるから毎月生理が来るのが楽しみなのですが、生理痛やＰＭＳがひどい方にとっては辛いもので、「月1の恐怖」と思われている方もいるようです。お腹や腰や頭が痛くて、家族や彼に当たってしまう、というお話も聞きますし、生理不順で妊活もうまくいかない、という相談を受けることもあります。

そういう方のお腹を触ると、非常に冷たく、かたくなっていて腸が下がっていることがほとんど。腸が下がったところにちょうど子宮があるのですが、冷えてかたまった腸が常に子宮の近くにあることで子宮周りの血流が悪くなって、子宮を冷やしてしまい生理痛を起こしてしまっているのです。

脳の自律神経を調整している視床下部が、「そろそろ生理です。子宮に血を流しましょう」という指令を送るのですが、腸が下がって動きが弱くなると、自律神経のバランスも乱れやすくなって、指令が送られなくなり、生理不順になってしまいます。

腸をあるべき位置に戻し、自律神経のバランスを整えられる腸を保つことは、生理にまつわる悩みから解放されることにつながります。

また、子宮を冷やさないために、オーガニックコットンでつくられたナプキンを使うことも、ぜひおすすめしたいです。

膣は、経皮吸収率がとても高い部位です。腕の内側を1とした場合、膣はその43倍と言われています。化学繊維でつくられているナプキンは、プラスチック素材や漂白剤を使用していることが多く、股に当てていると膣から化学物質を吸収してしまうことに……。化学物質は冷やす効果があるので、経血が冷えて塊になったり、子宮の疾患の原因になってしまう可能性も。また、化学物質は環境ホルモンを出していて、摂りすぎると女性ホルモン過多になり、筋腫やポリープができる場合もあり、子宮にも腸にもよくないのです。最近は大手メーカーからもオーガニックコットンのナプキンが出ています。諸説あると思いますが、大事な自分のカラダのために、子宮にとって負担の少ない素材のナプキンを選ぶほうがよいのでは、と思っています。

●「腸もみ」は、「ゆるめる」と「もむ」がワンセット

いよいよ「腸もみ」です。といっても、いきなりお腹をゴリゴリともむわけではありません。序章でお腹を触っていただきましたが、たいていの方はお腹がかたかったのでは、と思います。まずは「ゆるめる」ことから始めて、もみやすくします。

「ゆるめる」とは、具体的にはストレッチのことです。とても簡単で、ただ、お腹をひねるようにするだけです。私たちは毎日、立つ、座るなどカラダを上下に動かすことはしていますが、横にひねることは生活の中にあまりない動きなのではないでしょうか。だから、ひねるだけでもいいストレッチになります。

朝と夜はベッドで、昼はオフィスのデスクやリビングのソファーなどでできてしまいます。

「ゆるめる」が終わったら、「もむ」。これは、目的に合わせたもみ方を選べるようにしました。
朝・昼・夜、どれも「ゆるめる」で1分、「もむ」で2分、合計3分でできます。とっても簡単なので、ぜひ続けてください！

そして、慣れてきたら「もむ」はひとつだけでなく、いくつやってもOKです。「下腹部ポッコリをなんとかしたいから、そのためのもみ方だけをする」のではなく、その日の気分に合わせて選んでみてください。目的に合わせたもみ方をご紹介していますが、「腸をもむ」こと自体にさまざまな効果があるので、例えば下腹部ポッコリ解消のもみ方は、同時に美肌のためにもなったりしています。それに、同じ動作ばかりだと飽きてしまうと思いますので、気分によって自由に組み合わせてください。

腸は毎日もんでも大丈夫ですし、好きなだけもんでもまったく問題ありません。お腹を意識的に触ることが大切。お腹を触ることって、みなさん普段あまりしないですよね。触るだけでもリンパが流れたり、毛細血管が動いたりして腸に働きかけることができるんですよ。とにかく、続けることが大切。あれはダメ、これをしなくちゃ、ではなく、気楽に始めてみてください。

●ゆるめてもむ、「腸もみ」の3つのお約束

1 食後すぐは避ける

食事のあとすぐに「腸もみ」をすると、消化しきれていない食べ物が残ったままとなり、気持ち悪くなってしまうことがあります。食後90分は空けるようにしましょう。

2 呼吸は、「吸う」が1：「吐く」が2

呼吸は止めることなく、吸う時間を1として、吐く時間は2の深呼吸で。この呼吸法は、自律神経を整えるのにもいいとされています。

3 リラックスしながら

腸は、リラックスしたときに活発に働くので、ゆったりとした気分で行うようにしましょう。

ゆるめる 朝ストレッチ

朝起きてすぐに、ベッドの上でできるストレッチです。
寝ている間に縮こまっていたカラダ全体を伸ばす気持ちで、
ゆったりと行い、朝から深呼吸する時間を持ちましょう。

❶ 仰向けになり、脚をそろえて膝を立てたら左側に両脚を倒す。

❷ 右腕をまっすぐ上に伸ばし、左手をお腹に添えたら、鼻から4秒息を吸って、お腹をふくらませる。

❸ 右腕を真横に下ろしながら、口から8秒息を吐く。反対側も同様に左右1回ずつを3セット行う。

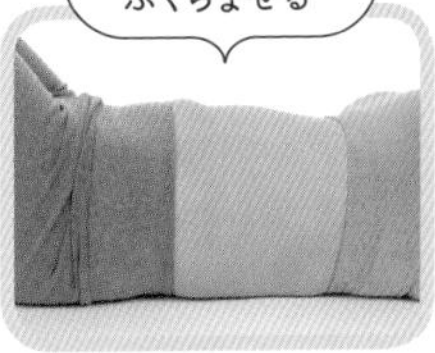

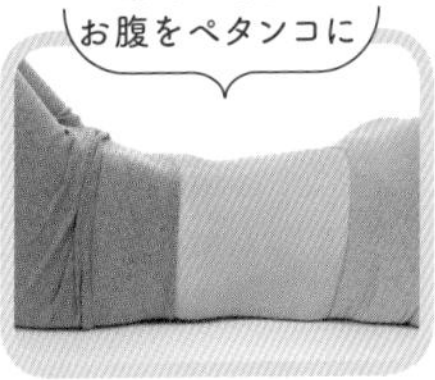

POINT
上半身が浮かないように気をつけて

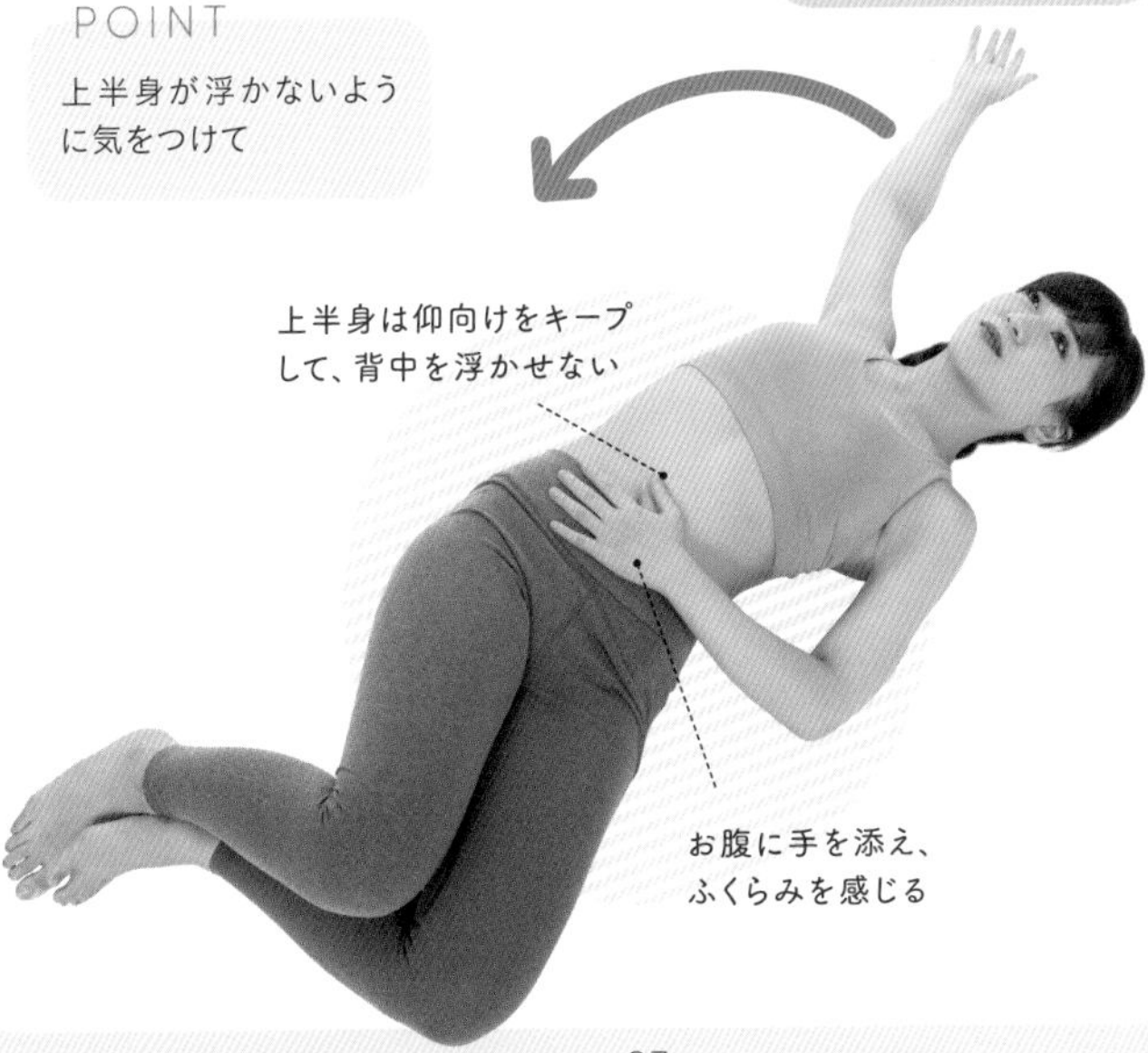

ゆるめる 昼ストレッチ

お昼休みや、家事の合間などに気軽に行える
ストレッチです。時間がないときは、
ただカラダを左右にひねるだけでもOKです。

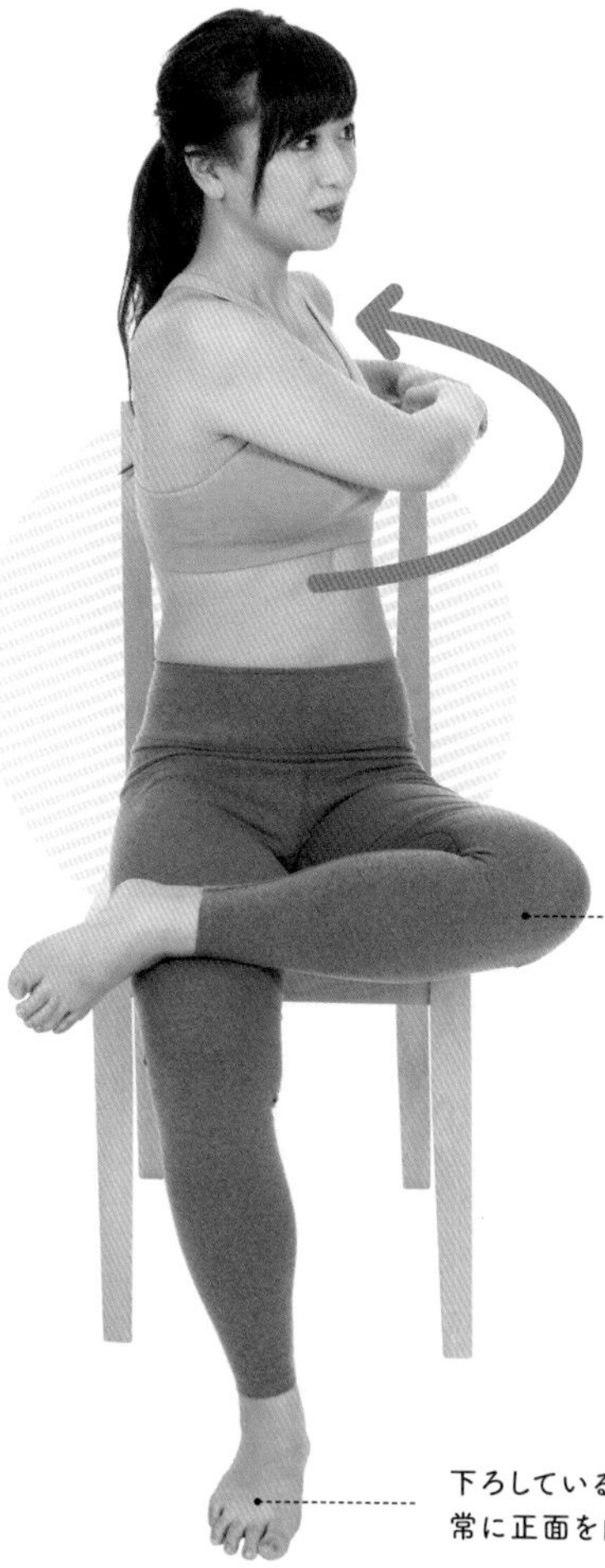

❶ 椅子に座り、左脚を右脚の膝にのせたら、鼻から4秒息を吸う。

❷ 上半身を左にひねりながら、口から8秒息を吐く。

❸ 足を替え、反対側も同様に左右1回ずつを3セット行う。

POINT

椅子の背もたれを持ち
上半身だけひねる

ゆるめる　夜ストレッチ

夜寝る前に、リラックスして行いたいストレッチです。
ベッドに入ったら、スマホをいじるのではなく、
このストレッチとお好きな「もみ」を！

❶ 仰向けになり、脚をそろえて膝を立てて腰を浮かしたら、鼻から息を吸う。

❷ 口から息を吐きながら、ポッコリ出たお腹をすくうように❶〜❸の順でおへそに寄せていく。寄せたら3秒キープ。3セット行う。

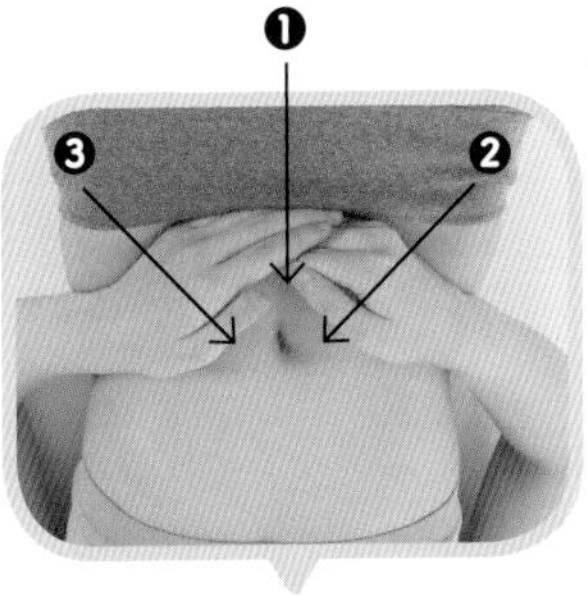

POINT

腰を浮かすのがつらい場合は下ろしたままでOK

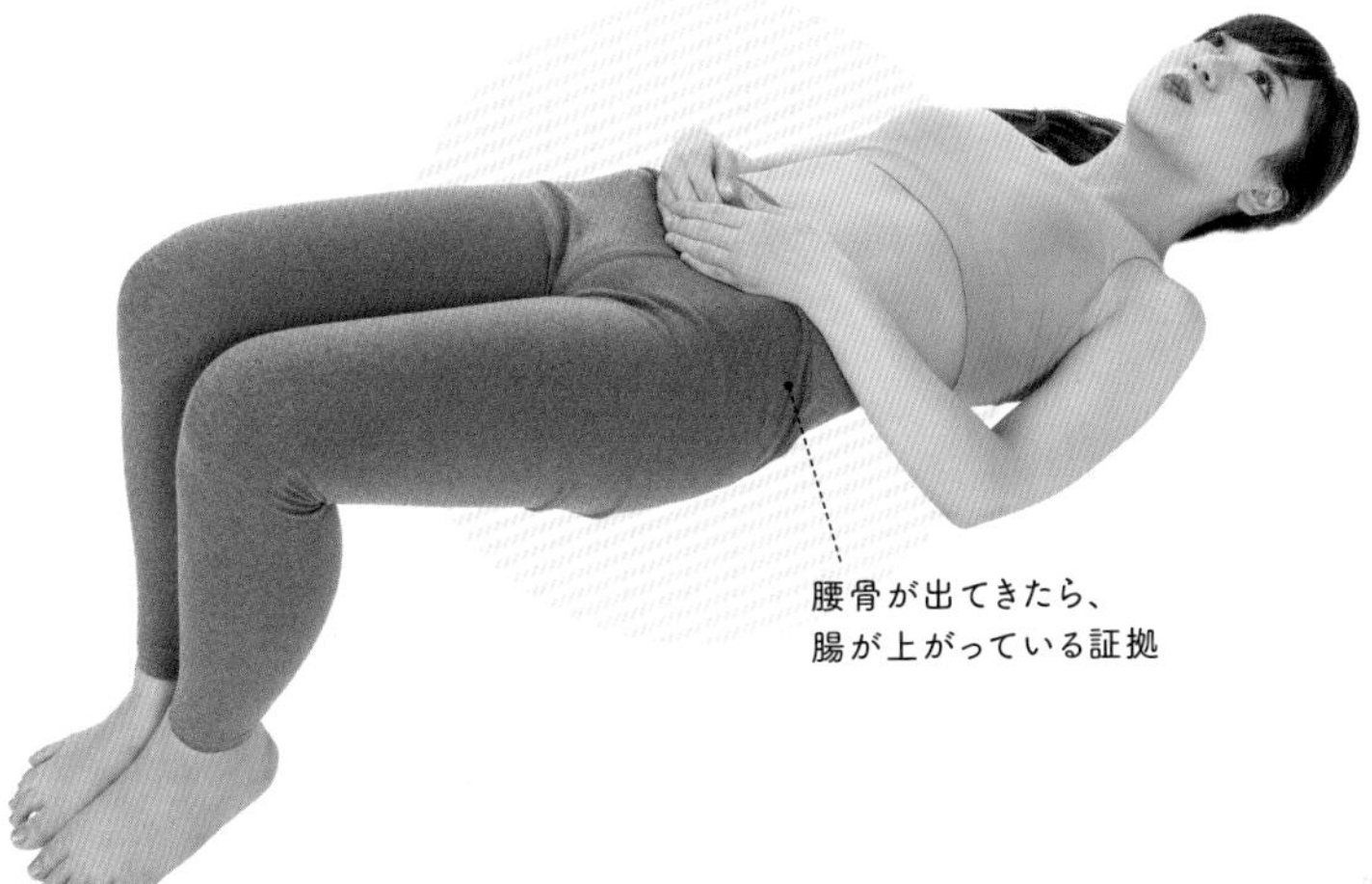

もむ 1

下腹部ポッコリ解消

まずお腹を触って、かたさを確認してからもんでみましょう。
もんだあとに、お腹がやわらかくなる感覚がわかるはずです。
回数は目安なので、何回もんでもOKです！

❶ 仰向けになり、脚をそろえて膝を立てたら鼻から息を吸って、ポッコリ出ている下腹部に指をひっかける。

❷ 口から息を吐きながら、おへそに向かって持ち上げ、5秒キープ。これを5回繰り返す。

POINT

痛くない、心地よい力加減で指を入れる

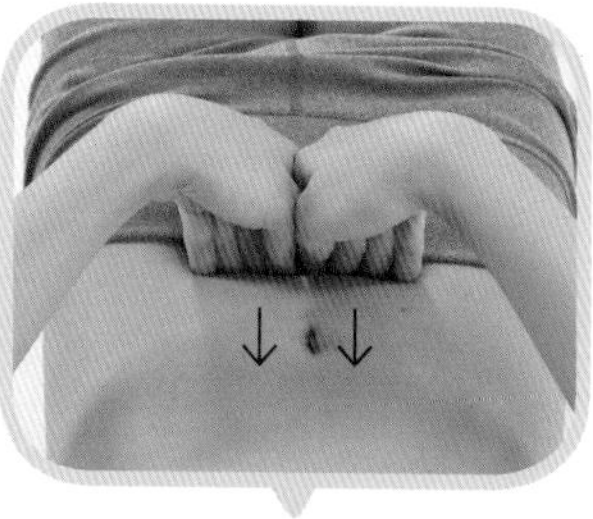

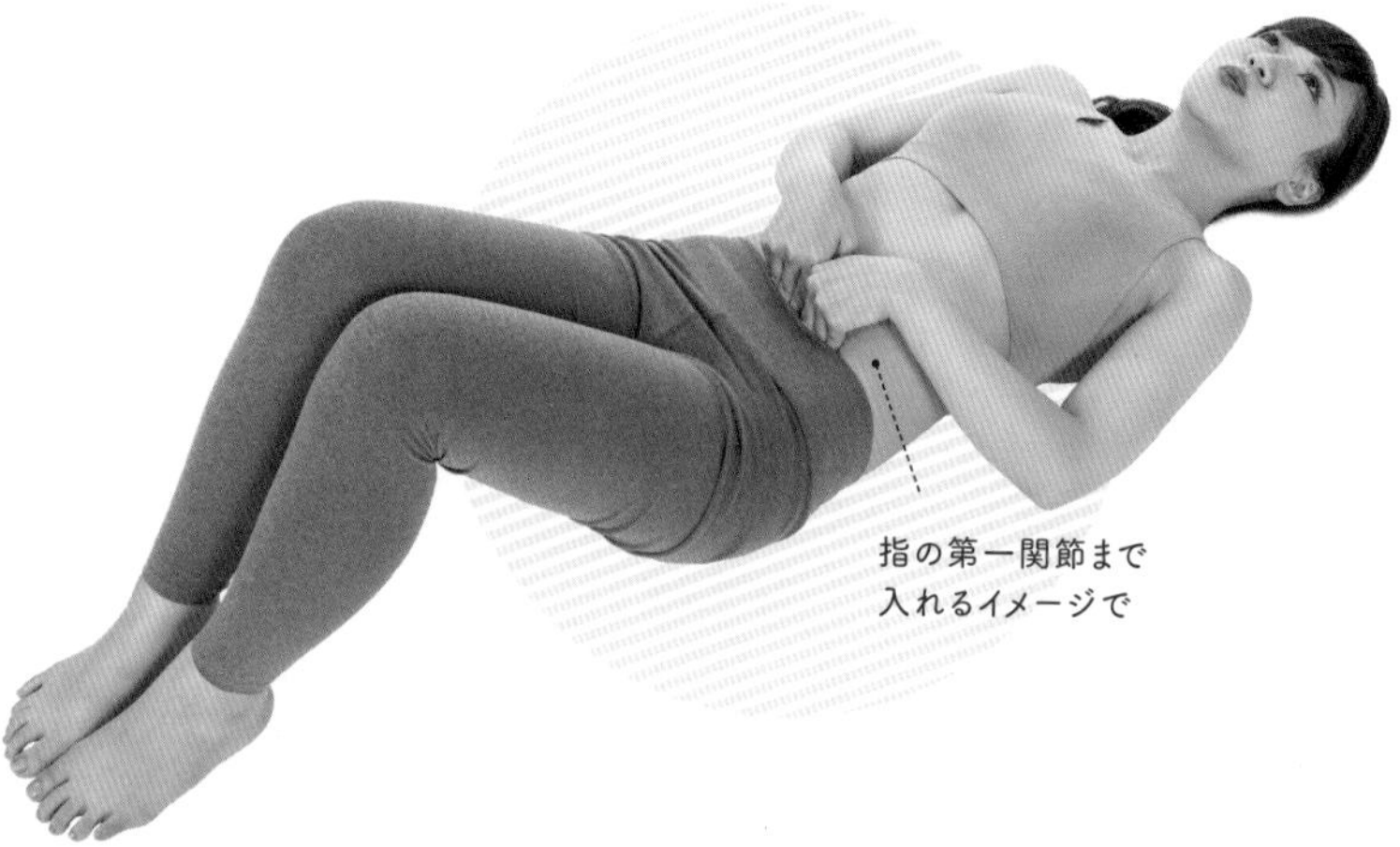

もむ 2

便秘ほぐし

うんちが溜まりやすく、かたくなりがちな、
おへその左下あたりをもみほぐすようにします。
時計回りにまわすときは、1秒で1周するのが目安です。

❶ 仰向けになり、脚をそろえて膝を立てたら、利き手が下になるように、両手の人さし指、中指、薬指を重ねて、左の腰骨の上に置く。

❷ 鼻から息を吸って、口から吐きながら、時計回りに3回まわし、肛門に向かって流す。

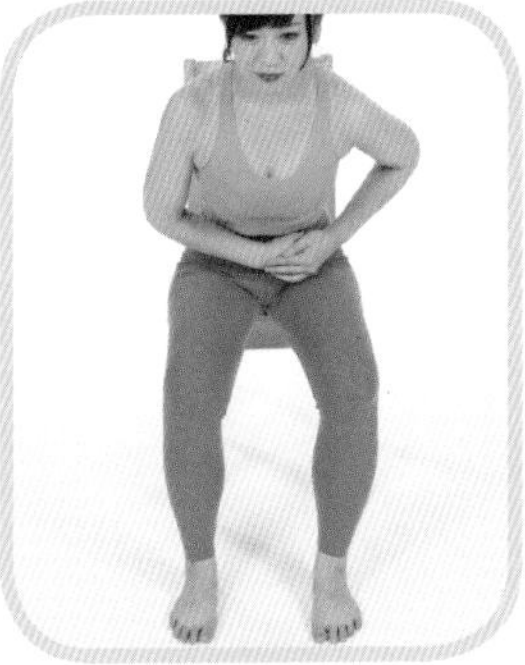

座って行う場合は、利き手をグーにして、逆の手で包み、かがみながら回して流す。

POINT
指先だけで押さず、指全体を使うように

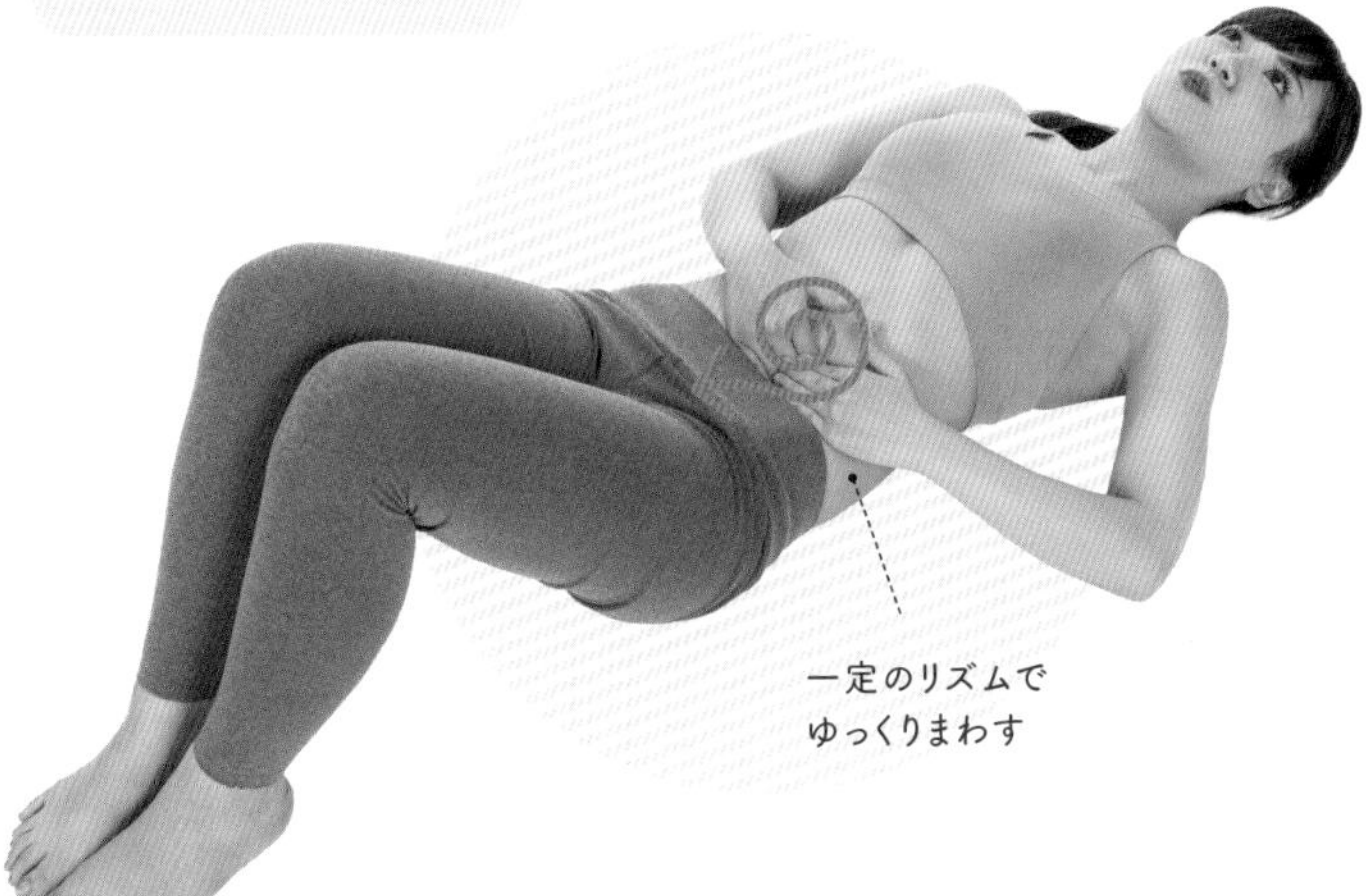

もむ
3

お腹のハリ・ガス抜き

腸に振動を与えるのが目的。仙骨の周りをリズミカルに叩きつけるような感覚で行いましょう。ベッド以外の場所で行う場合は、腰に負担をかけないようタオルやヨガマットを使いましょう。

❶ 仰向けになり、肩幅に脚を開いて膝を立てたら、おへそから指２本分横の場所を左右からつかむ。

❷ 鼻から息を吸って、口から吐くときに、指できゅっとつまむ。

❸ つまみながら、お尻を少し浮かせてストンと落とす。これを10回繰り返す。

POINT
くびれをきゅっと
つかむイメージ

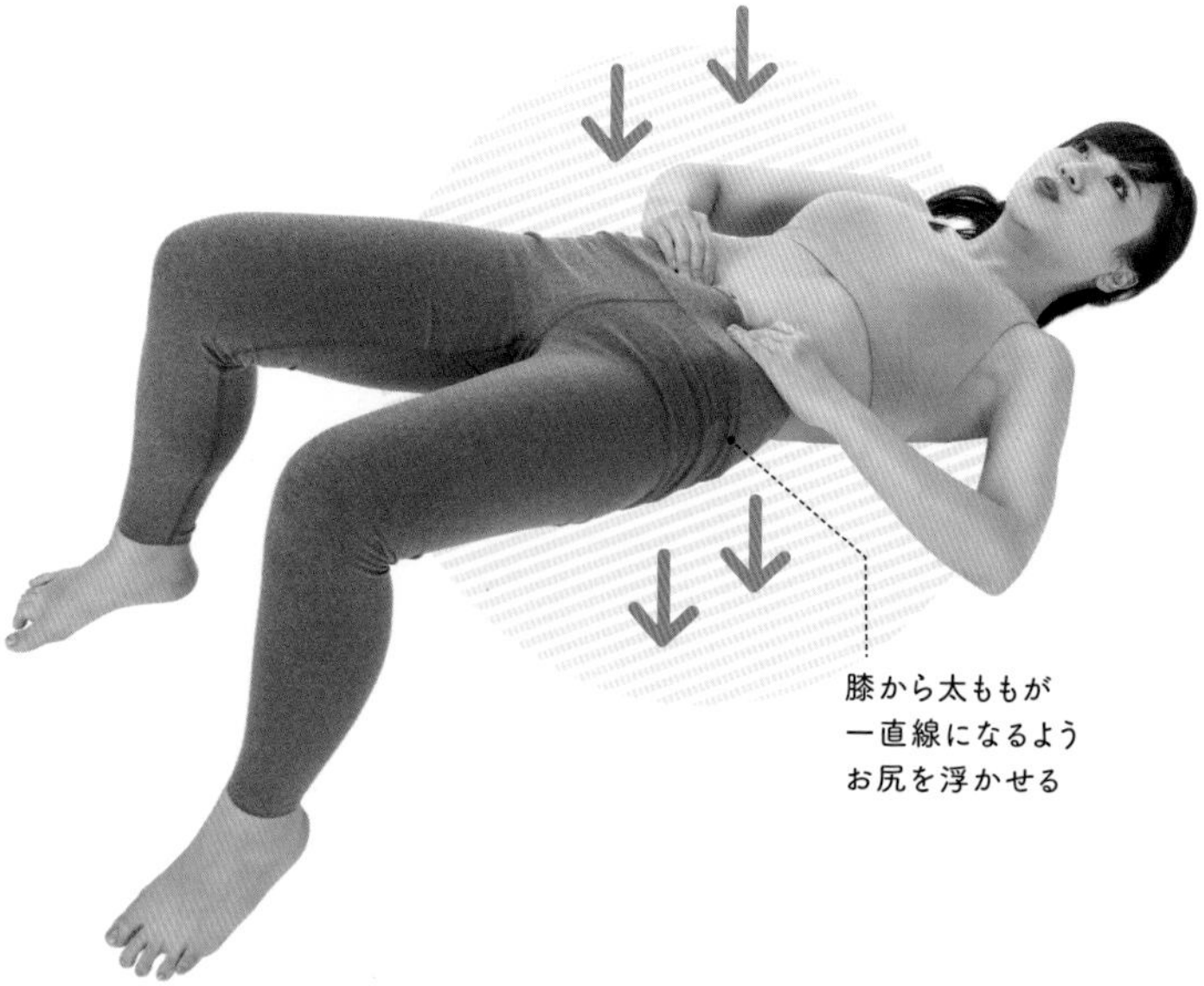

もむ 4

お腹の冷え・むくみ取り

お腹のお肉をわきから全部おへそに向かって寄せていくようにします。
腰はなるべく動かさないように。
ウエストのくびれづくりにも効果的です。

❶ 仰向けになり、脚をそろえて膝を立てたら腰骨の内側にV字をつくるように手を置く。

❷ 鼻から息を吸って、口から吐きながら、V字をキープしたまま手をおへそに寄せる。

❸ 寄せたら、左右平行に3回揺らす。これを5回繰り返す。

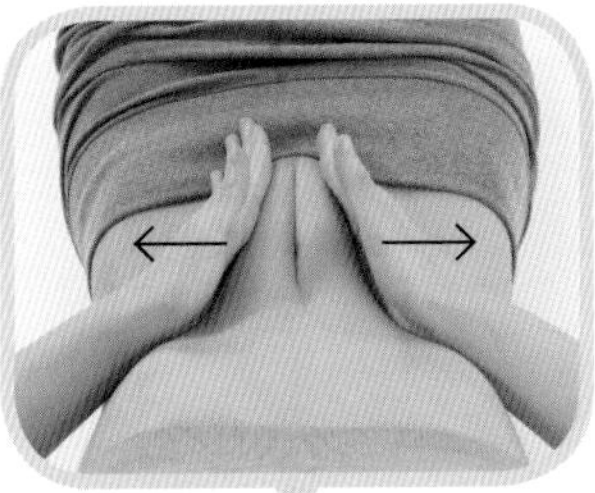

POINT

1秒に1回のペースでゆっくり揺らす

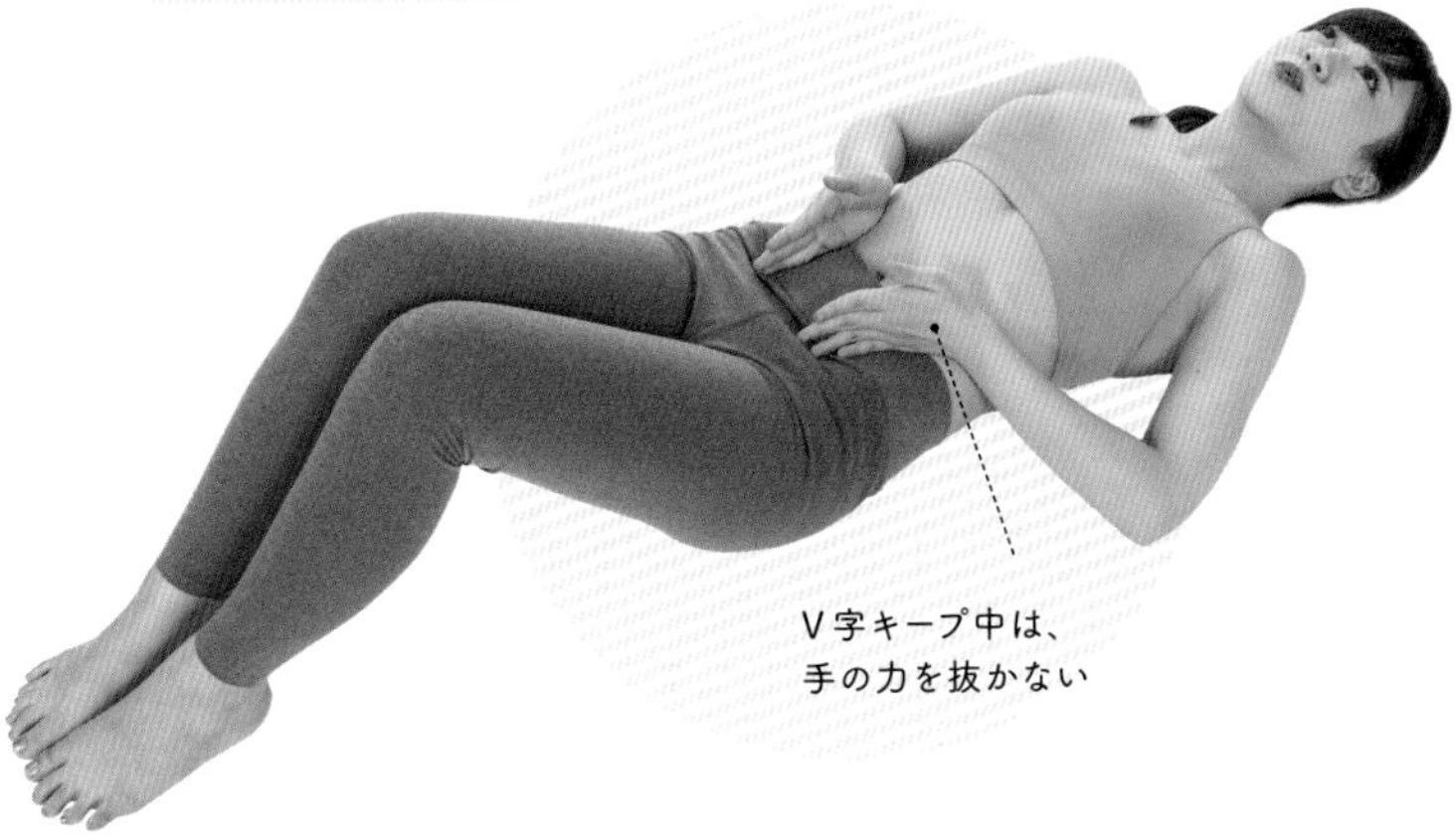

もむ 5

胃のムカムカ解消

胃がムカムカしていると、腸も動きにくくゆるみにくくなります。
ムカムカする、と感じたらもんでみてください。
背中をしっかり丸めて、お腹周りの筋肉をゆるめるのもポイント。

❶ 右向きに寝て、背中を丸め、膝を曲げる。

❷ 鼻から息を吸って、口から吐きながら左側のみぞおちの下に左手を入れ（❶）、3回もむ。そのすぐ下に手をずらして（❷）3回もむ。これを5回繰り返す。

POINT

肋骨にそって骨のキワをほぐしていくイメージで

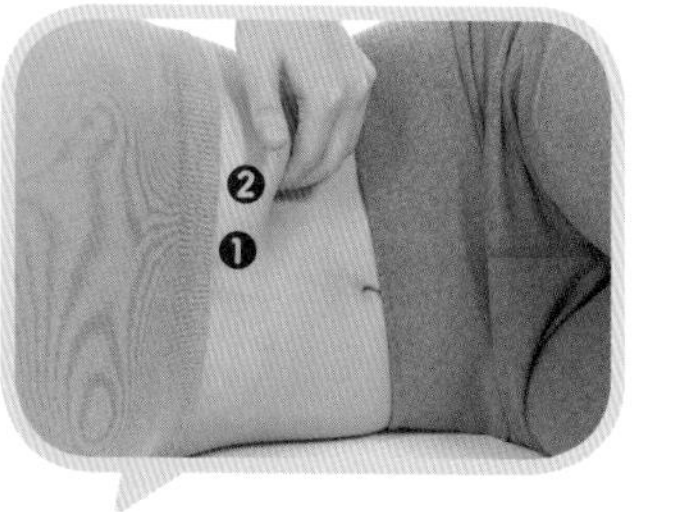

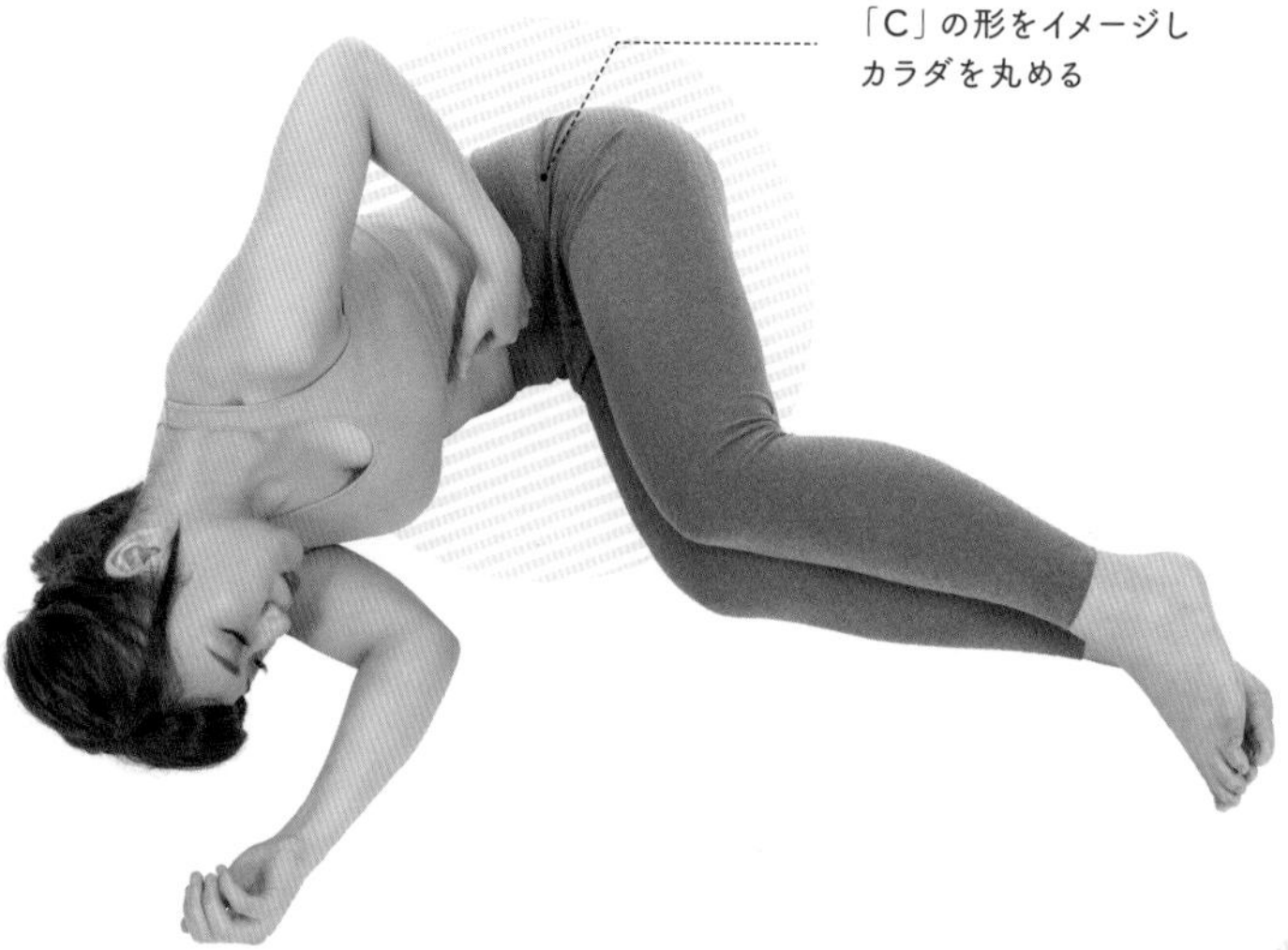

もむ 6　リラックス効果UP

リラックスのためなので、あまり強く押し過ぎないこと。
イタ気持ちいいくらいの力加減で行いましょう。
押しているときに、呼吸するのを忘れないように。

❶ 仰向けになり、脚をそろえて膝を立てたら、両手の人さし指、中指、薬指を重ねておへその上（❶）に置く。

❷ 鼻から息を吸って、口から吐くときに❶～❹の順に押していく。時計回りに5回繰り返す。

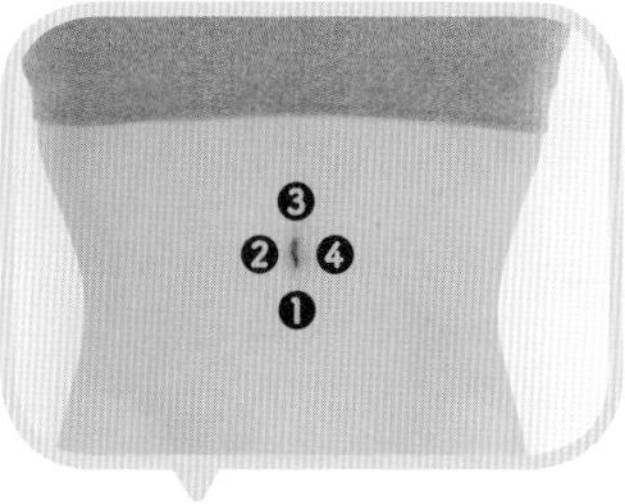

POINT

拍動を感じるところまで深く押す

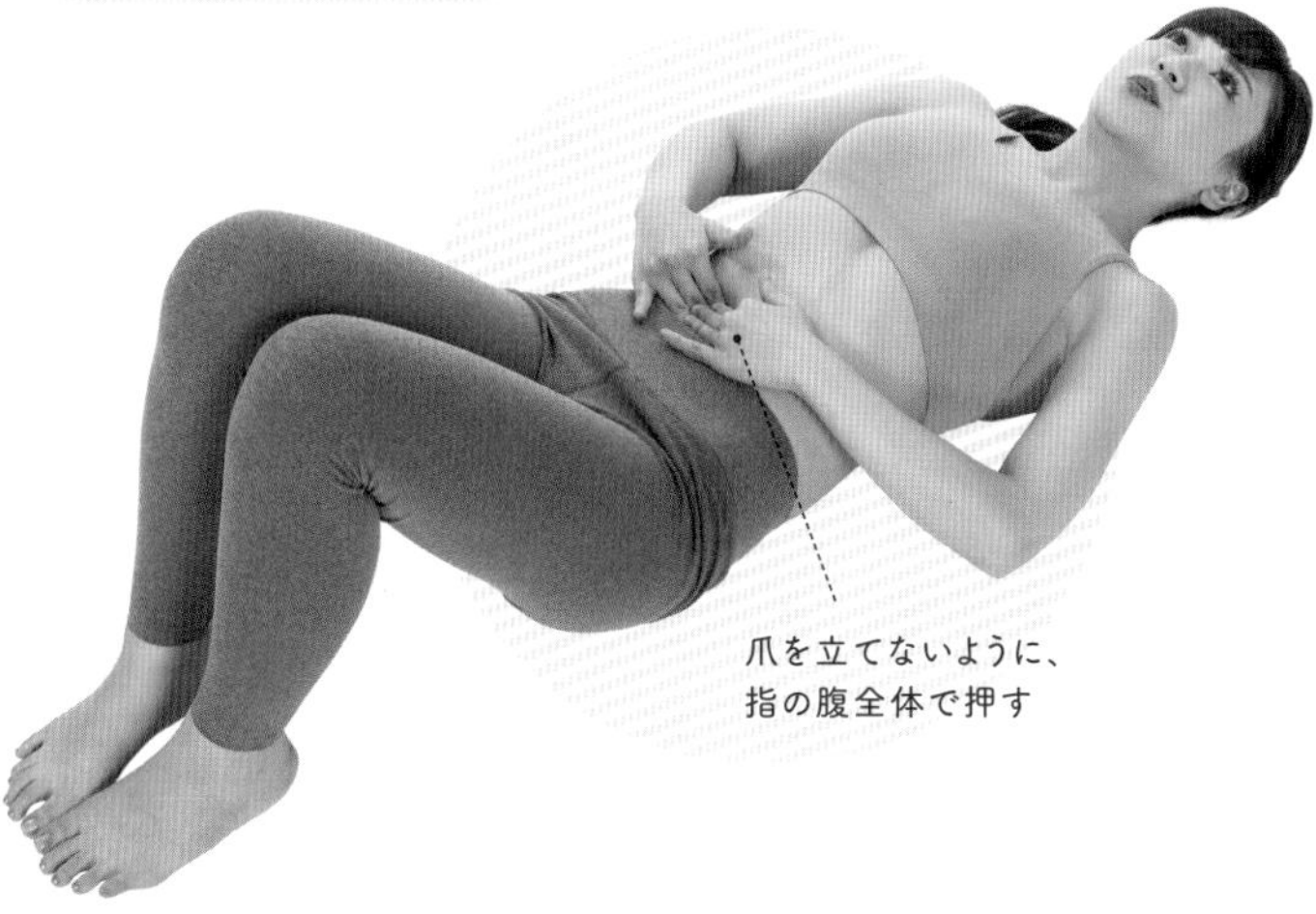

もむ 7 睡眠の質UP

腸の蠕動運動を促して、睡眠時に働く副交感神経に働きかけます。
ピンポイントよりも、広い面をこする方がよいので、
指全体を使って優しくこするようにしましょう。

❶ 仰向けになり、脚をそろえて膝を立てたら、両手の人さし指、中指、薬指を重ねておへその上（❶）に置く。

❷ 鼻から息を吸って、口から吐くときに❶〜❹の順に押しながらゆっくり平行に5回ずつこする。これを3回くり返す。

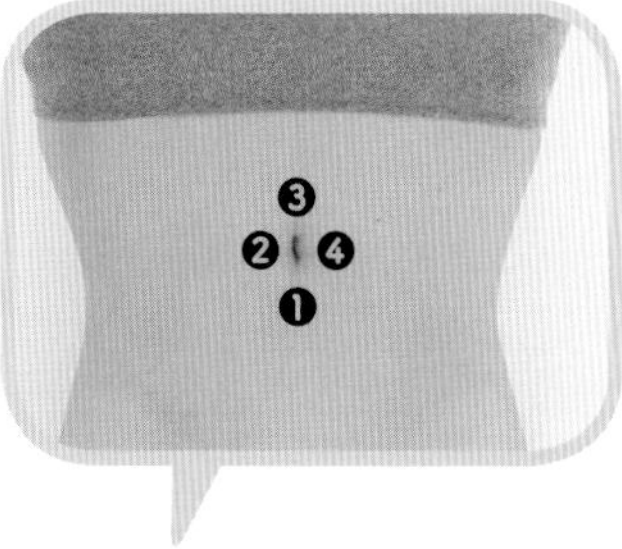

POINT
1ヶ所5秒かけて
ゆっくりこする

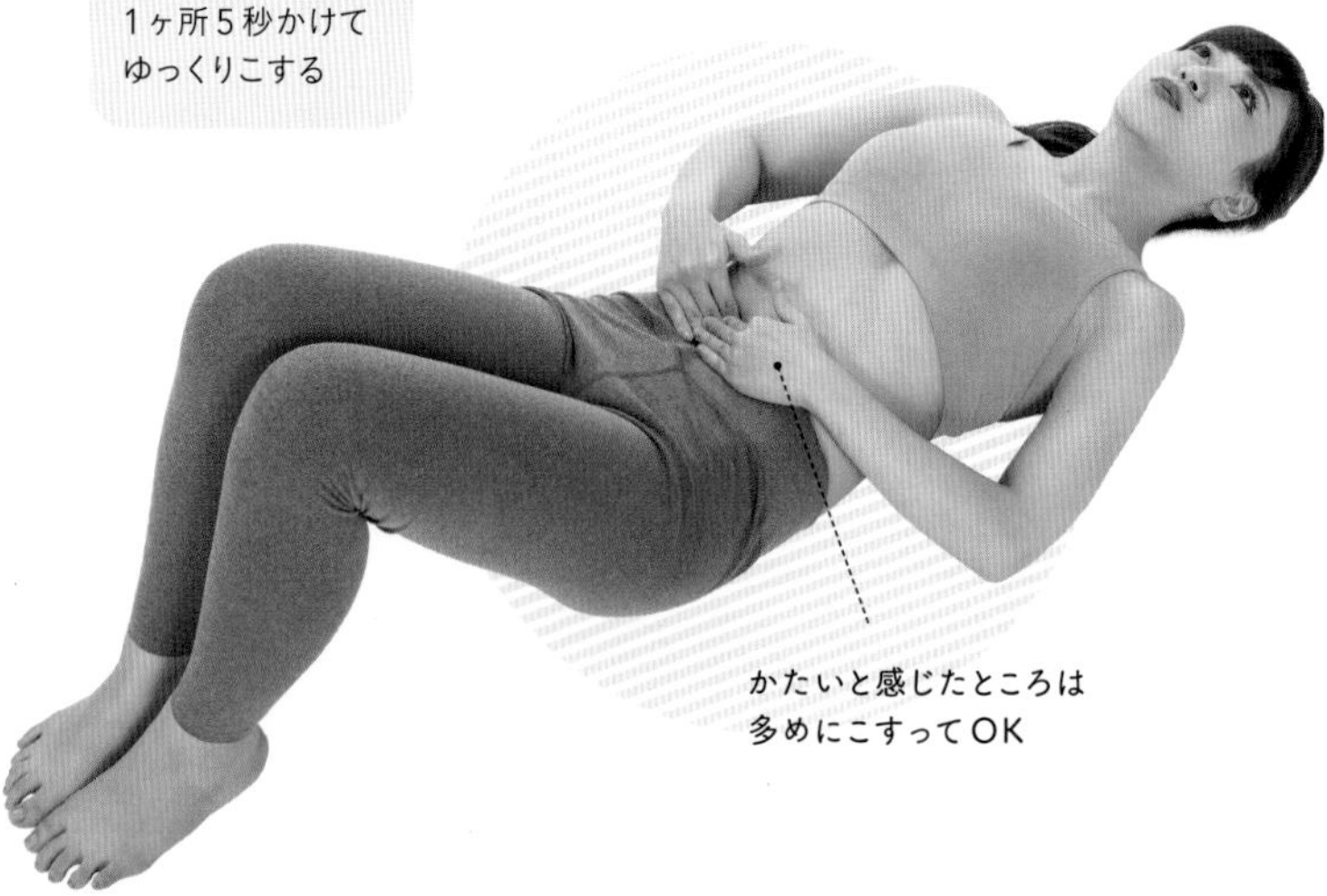

●目的は、お腹がやわらかくなっていくのがわかること！

「ストレッチ」と「もみ」、やってみていかがでしたか？ それほど難しくなかったと思います。「ストレッチ」は朝、昼、夜それぞれに、「もみ」は目的別におすすめのものをご紹介していますが、いつどれをやらなくちゃダメ、なんてルールはありません。どれも気になったときにいつ行ってもOKです！

今まであまり触ってこなかったお腹を触ったり動かしたりして、腸を意識すること、腸に目を向けてお腹がやわらかくなっていくことを体感するのが目的です！ そのためには、習慣化することが大切。とはいえ、毎日やらなくちゃ！ と意気込みすぎず、自分のペースで楽しく続けてくださいね。

COLUMN3

下剤の乱用はやめましょう

便秘に悩んでいると、「とにかく出したい！」と下剤を使う方も多いと思いますが、それに慣れると腸が自ら動くのをやめてしまいます。「苦しいから今日だけは」というようにピンポイントで使うならまだいいのですが、毎日飲まないと出ないというのはちょっと問題。

特に刺激性下剤は依存性が高いので、使い続けるとそれなしでは出なくなってしまうし、腸が常に刺激されているので自律神経のバランスも乱れてしまいます。

さらに、下剤で常に動かされた腸は伸びて、弾力がなくなってしまいます。腸は本来収縮しているものですが、それがビョーンと伸びきってしまったら、〝むくみ腸〟となり、腸が動きにくくなってしまいます。1度ダルンと伸びてしまったゴムが戻らないように、腸も戻らないと言われています。そして、お腹もぼよ～んとたるみます。「この方、本当に20代かしら？」と思うほどたるんでいる方は、たいてい下剤を乱用していたりするんです。

郵 便 は が き

料金受取人払郵便

代々木局承認

1938

差出有効期間
2022年10月4日
まで

1 5 1 8 7 9 0

203

東京都渋谷区千駄ヶ谷 4-9-7

(株) 幻 冬 舎

書籍編集部宛

1518790203

ご住所 〒

都・道
府・県

フリガナ

お名前

メール

インターネットでも回答を受け付けております
https://www.gentosha.co.jp/e/

裏面のご感想を広告等、書籍の PR に使わせていただく場合がございます。

幻冬舎より、著者に関する新しいお知らせ・小社および関連会社、広告主からのご案内を送付することがあります。不要の場合は右の欄にレ印をご記入ください。

不要 □

本書をお買い上げいただき、誠にありがとうございました。
質問にお答えいただけたら幸いです。

◎ご購入いただいた本のタイトルをご記入ください。

『　　　　　　　　　　　　　　　　　　　　　　　　』

★著者へのメッセージ、または本書のご感想をお書きください。

●本書をお求めになった動機は？

①著者が好きだから　②タイトルにひかれて　③テーマにひかれて
④カバーにひかれて　⑤帯のコピーにひかれて　⑥新聞で見て
⑦インターネットで知って　⑧売れてるから／話題だから
⑨役に立ちそうだから

生年月日　西暦　　年　　月　　日（　　歳）男・女				
ご職業	①学生	②教員・研究職	③公務員	④農林漁業
	⑤専門・技術職	⑥自由業	⑦自営業	⑧会社役員
	⑨会社員	⑩専業主夫・主婦	⑪パート・アルバイト	
	⑫無職	⑬その他（　　　　　　　）		

このハガキは差出有効期間を過ぎても料金受取人払でお送りいただけます。

ご記入いただきました個人情報については、許可なく他の目的で使用することはありません。ご協力ありがとうございました。

4章

「腸」がよろこぶ食事術

●〝うんちの形をつくるもの〟を、摂り入れることが大切

腸を整えることと、食事は切っても切れない関係です。食べたものは、24～48時間かけて排泄されていますが、私は朝イチに出るうんちを見て、前日の食生活がカラダに合っていたか、答え合わせをしています。食べ過ぎたり、ジャンクなものを食べたりした翌日は、うんちが臭い……。自分でつくったものを腹八分目で食べた翌日は、いきむことなくとっても立派なうんちが出るので、カラダは正直です。

意識的に摂ってほしいのが野菜。野菜にはうんちの形をつくる食物繊維が豊富に含まれているからです。

野菜をたくさん摂るために、毎日お鍋、しかも毎日ほぼ同じ野菜、というお客様がたまにいらっしゃいます。1人暮らしで自炊をすると、どうしても同じ野菜ばかり食べることになってしまう、というのもよくわかります。でも、できれば、いろいろな野菜を食べるようにしましょう。数多くの種類の野菜を食べることで、バランスよく栄養素を摂ることができ、さまざまな腸内細菌をつくり出すことができます。

私は北海道出身なのですが、実家の隣に住む祖父は農家でした。祖父がつくった新鮮な野菜の味と、東京に来て食べた野菜の味がまったく違うことには驚きました。1960年頃と2010年頃の野菜の栄養価を比べると、ビタミンやミネラルなどの栄養価が落ちているというデータもあるようです。栄養素を効率よく摂り込むためにも、旬の野菜を選ぶように心がけたいですね。

●お米（白）＋3色ルールを取り入れて

偏りがなくバランスのよい食事を目指したいですが、これって結構難しいですよね。そのために私が始めたのが、「お米の白色＋おかずで3色ルール」です。腸活初心者の方でも、わかりやすくて簡単に始められると思いますので、試してみてください。

例えばメインに生姜焼き（茶色）をつくったら、キャベツ（緑色）とトマト（赤色）を添える。これでもう3色です。あまり難しく考えずに、まずは3色から始めて、休日など時間のあるときは5色に増やしてみる、というように無理のない範囲でチャレンジしてみてください。キュウリや黄パプリカやニンジンなどを使ったピクルスをつくり置きしておけば、それでもう3色になりますし、決してお料理上手である必要もありません。

野菜不足の方は本当に多いです。摂っているつもりでも、実は足りていないことがほとんど。腸を刺激して、お掃除もしてくれる野菜を、もっともっと摂るように意識しましょう。

〈赤色の野菜〉
トマト・赤パプリカ・ニンジン・みょうが　など

〈緑色の野菜〉
ブロッコリー・ほうれんそう・キャベツ・アボカド　など

（黄色の野菜）
カボチャ・サツマイモ・エノキ・黄パプリカ　など

●食物繊維は、水溶性のものを積極的に摂りましょう

うんちを形づくるために欠かせないのが食物繊維。「便秘なら食物繊維を」とよく聞くと思います。この食物繊維には水溶性と不溶性があり、どちらも必要です。

水溶性食物繊維は水に溶けてゲル状になる性質があるので、便をやわらかくし、排泄を促します。腸の善玉菌のエサになって善玉菌を増やす効果も期待できます。不溶性食物繊維は水分を吸収してくれるので、うんちのカサを増やして、腸の蠕動

運動を活発にして排便を促し、有害物質を体外へ排出させてくれたりします。ひとつの食材に、水溶性食物繊維も不溶性食物繊維も含まれていますが、不溶性食物繊維は、葉野菜、サツマイモやじゃがいも、きのこ類や豆類、玄米など、日常的に食べる機会が多い食材に多く含まれているので、摂りやすいです。

一方、水溶性食物繊維はめかぶやもずくなどの海藻類や、熟した果物、納豆などに多く含まれ、意識しないと摂りにくいはず。外食でもあまり出てこない食材ですよね。だから水溶性食物繊維は不溶性食物繊維に比べて不足しやすいです。朝は熟したバナナ、昼は海藻サラダ、夜は納豆というように、いつもの食事にひとつプラスすることを意識して、毎食摂るようにしましょう。

（水溶性食物繊維が多い食材）

納豆・ごぼう・モロヘイヤ・めかぶ・もずく　など

（不溶性食物繊維が多い食材）

玄米・サツマイモ・大豆・しいたけ　など

●水溶性食物繊維を効率よく摂るなら、ネバネバ食材

「ネバネバ食材が腸活にいい」というのも、聞いたことがあると思いますが、ネバネバの正体は水溶性食物繊維。104ページでもお話ししたように、排便を促す大事な働きをしてくれます。納豆、めかぶやもずく、モロヘイヤなどのネバネバ食材なら、この水溶性食物繊維が効率よく摂れます。できれば毎食、

最低でも1日1回は食べましょう。

私も最初に始めた「腸活」が「毎日めかぶかもずくのどちらかを食べる」というものでした。お恥ずかしながら切れ痔に悩んでいて、トイレタイムが憂鬱でしたが、1ヶ月くらいでコロコロだったうんちがちょっとやわらかくなりました。「腸活っていいな」と実感し、真剣に取り組むようになったきっかけのひとつです。

自分のカラダがよい方向に変わってくると、自然と続けたくなるものです。「おいしいから、食べたい」というのと同じような感覚で「これを食べるとカラダの調子がいいから、食べたい」と、すんなり習慣化していきます。

最初は1日1食から始めてみて、慣れてきたら毎食摂り入れるというように、ゆっくりでもいいので、とにかく騙《だま》されたと思って始めてみてください！

納豆・オクラ・なめこ・モロヘイヤ・もずく・めかぶ　など
（ネバネバ食材）

●腸内の善玉菌を増やす乳酸菌は、発酵食品にあり

発酵食品も、「腸活」食品としてご存じの方が多いと思います。発酵食品に含まれる乳酸菌が、腸内の善玉菌を増やしてくれるので、腸内環境を整えるためには積極的に摂っていただきたいです。

発酵食品に含まれる乳酸菌には、納豆やぬか漬け、甘酒などに含まれる植物性と、ヨーグルトやチーズなどに含まれる動物性があるのですが、摂りたいのは野菜や穀物を発酵させる植物性の乳酸菌。動物性よりも胃酸に強く、腸まで届きやすいのです。そして、さまざまな菌と一緒に働くことができるので、腸内で善玉菌を増やすのに大活躍してくれます。

日本人が昔から食べている味噌やおしょうゆなどの発酵調味料にこだわるのもおすすめです。大量生産されている調味料ではなくて、ちゃんと熟成されているものを選択するというのも「腸活」のひとつになります。

例えばおしょうゆ。樽で何年もかけて熟成させたものは、乳酸菌がたくさんあると言われていますが、それだけでなく、味の深みがまったく違います。大量生産のものよりお値段はやっぱりちょっと張りますが、その分、使う量が少なくても味が決まるのでコスパは悪くないと思います。むしろ大量生産されている商品は安いから「また買えばいいや」という気持ちでたっぷり使っていませんか？　しっかり発酵させた調味料を使うと、適量に留めようという意識が働きます。いつもより丁寧に調理するようになるので、お料理上手になった気分にもなれますよ。

●「腸」のために、食べる順番にもこだわる

ダイエットのために、野菜から食べてお腹をある程度満たしたり、糖の吸収を穏やかにしてから、お肉やお魚、炭水化物を食べる〝ベジファースト〟や、まずお肉を食べて暴食を防ぐ〝ミ

ートファースト〟などが話題になっていますが、腸のためには〝ホットファースト〟です。

腸に不調を感じている方は、腸が冷えている方が多いです。だからまず温かいものをお腹に入れてほしいのです。よく「私、カラダが冷えやすいので生野菜は食べちゃダメですよね？」というような質問をされることがあるのですが、その前に白湯やお味噌汁など温かいものを飲んで、プラス（温かい）とマイナス（冷たい）のバランスを保てば大丈夫とお伝えしています。そういう足し算引き算を自分でしながら、楽しく食事をしてほしいと思います。朝のスムージーは、カラダを冷やす果物や生野菜だからダメ、と決めつけることよりも、冷やす前に白湯を飲んでバランスを取るということの方が大事。温かいものを食べているから、冷たいものを食べても大丈夫なんだ、という安心感を持って〝楽しく〟食べてほしいと思います。

腸が冷えていると感じていたら、まず温かいお味噌汁やスープからいただきましょう。血糖値の上昇も抑えてくれるので、ダイエット効果も得られます。血糖値の上昇を抑える、という意味では、もずくやめかぶなどのネバネバ食材から食べるのもいいですね。食べる順番のアドバイスをしたお客様から、「順番を変えただけでやせました！」というお声もいただきます。「丼物ばかり食べていて太ってしまったけれど、コース料理が続いたらやせました」という人も。コース料理は冷たい料理が続くことがあまりないですし、スープから始まったり、野菜を使った前菜の次にメインのお肉やお魚と、順番がしっかりしていることが多いからでしょうね。

おすすめ食材も、自分に合うかどうかを判断して

ここまで、腸のために積極的に摂りたい食材をいろいろとご紹介しましたが、**自分に合うものを見極めることも大切**、というお話もしたいと思います。

私はサツマイモが大好きで、お通じにもいいからと毎日サツマイモばかり食べていた時期がありました。そうしたら腸にガスが溜まってしまい、お腹が張ってたぬきのようにまんまるになってしまいました。サツマイモは不溶性食物繊維が多いです。不溶性食物繊維は、水分を吸収することでうんちのカサ

を増やしますが、水分をしっかり摂っていないと、ただただ腸を詰まらせるだけになってしまいます。

私の場合、腸は活発に働いていて、水分もしっかり摂っているので、サツマイモが体質に合っていなかったということなのだと思います。何でも食べすぎはよくないのだと、改めて気づくことができました。

実際にサツマイモを食べてお通じがよくなった方もいらっしゃいます。こまめに水分を摂っていないなと思っている方が不溶性食物繊維を摂るときには、コップ1杯のお水を飲むようにしてみましょう。

ほかにも、納豆などの発酵食品が合わない方もいらっしゃいます。今よく言われるのが、ＳＩＢＯ（シーボ・小腸内細菌異常増殖症）が意外に日本人に多いということ。これは本来ならあまり小腸にいない腸内細菌が、発酵食品を摂ることで必要以上に増殖してガスを発生させ、便秘や下痢を起こしてしまう病気です。

食生活も生活習慣もまったく同じ、という人はいませんし、腸にいいと言われている食材でも、人によって合う合わないがあるかもしれません。いいと聞いたからといって摂りすぎないよう注意したいですね。

●「腸」のためにならない、8つのNG食習慣

腸のためにどんな食材を選ぶとよいかがわかったところで、次は食事の習慣についてお話ししたいと思います。

最近はテレビや雑誌だけではなく、SNSでもさまざまな

情報をキャッチできるようになりました。ですが、その中には「これは、とてもおすすめできない……」というような間違った情報もあります。

そこで、腸のために避けたいＮＧ習慣を８つ挙げました。習慣化したものを変えることはなかなか難しいですが、当てはまるものがあれば、今日から少しずつ見直していきましょう。

（ＮＧ１　お米をまったく食べない）

糖質オフダイエットが流行していますが、サロンのお客様にも、主食のお米やパン、麺類をまったく食べず、栄養が偏り、女性ホルモンのバランスを崩されている方がいます。そのため、女性には特に糖質を完全に抜くのはおすすめできません。

お米は食べてください！　お米には糖質以外にも、カラダに必要なビタミンやミネラル、食物繊維が含まれています。腸を休めるために、数日だけ糖質を抜く、というのはアリですが、ずっと抜き続けるのはNG。基本はやっぱりバランスよく食べて、出す。食べていいうんちをつくり、やせられるカラダにしていきましょう！

（NG2 ヨーグルトやお肉を多く摂る）

乳酸菌を摂ろうとしてヨーグルトを毎日食べている、という方も多いと思いますが、ヨーグルトやチーズなどは動物性の乳酸菌。**動物性の乳酸菌は、日本人の腸に合わないこともある**ので、私はおすすめしていません。

日本人の腸は、動物性のものから栄養を吸収して消化するのが苦手なのです。

また、お肉の消化吸収には時間がかかるのでお肉ばかり食べていると、食物が腸内細菌によって分解されるときに出るガスが発生しやすい状態になることも。お肉はタンパク質を摂るためにも必要ですが、そればかり食べるのはＮＧです。

（ＮＧ３　水分をあまり摂らない）

彩りのいい食事を摂っていたり、オーガニック野菜をたくさん食べているのに便秘、というお客様も多いです。その要因のひとつに、水分が摂れていないことが考えられます。仕事が忙しくて日中は飲み物を飲むタイミングがあまりないという方もいますが、そもそものどが渇かないという方もいらっしゃいます。これは完全にカラダの巡りが悪い！　**腸に不調がある方は実は水分不足。**水分代謝が悪くて滞っていて、「入れる」

ことがうまくできていない状態です。でも腸が整うと、水分代謝もよくなるので、ちゃんとのどが渇くようになります。

「毎日、水分をどれくらい摂っていますか？」とお客様にお聞きすると、意識したことがないからわからないという方が大半。よく思い出してもらうと、コップ1杯も摂れていないという方も。出勤時に買った５００mlのペットボトルの飲み物を、その日のうちに飲み切れずに捨てていたり、飲み残したペットボトルが何本もデスクの上に並んでいたりしませんか？

うんちの80％は水分。蠕動運動で大腸に水分を吸収させながら形をつくっているのですが、水分不足だと腸の中が乾燥してしまい、便は形になりにくく詰まってしまいます。野菜やネバネバ食材を食べているのに便秘という方は水分をしっかり摂るだけで改善したりしますよ。

それから、注意したいのが炭酸水。モデルさんが満腹になりやすいからダイエット目的で飲んでいる、なんて聞いてマネしている方も多いのですが、炭酸＝ガスなので、腸の中でガスを溜めてしまい、腸を動きにくくしていたり、お腹を張らせたりしている場合もあります。腸が活発に動いている方は飲んでもいいと思いますが、お腹が張りやすい方は注意が必要です。できるだけ、常温の水または白湯を飲むようにしましょう。

（NG4　コーヒーやお茶で水分を摂る）

「水分はしっかり摂っている」という方も、もし、それがコーヒーやお茶だけならNGです。ランチに行って、コーヒーセットを頼み、コーヒーだけ飲んで出された水にはほとんど口をつけない、なんてこと、ありませんか？

コーヒーやお茶に含まれるカフェインは、交感神経を優位にしてしまう刺激物。腸は副交感神経が優位になると活発に活動するので、摂りすぎは腸にはよくないんです。しかも、利尿作用もあるので、うんちをつくるために必要な水分が足りない状態にしてしまいます。カフェインを含むコーヒー、紅茶、緑茶やウーロン茶は、なるべく1日1〜2杯以内にしましょう。繰り返しになりますが、やっぱり常温の水か白湯がベストです！

私も便秘だった頃は味がないものが飲めなくて、水は冷たくしないと飲めませんでした。味のしない常温の水を飲んでいる人たちが不思議で仕方ありませんでした。いつもペットボトルのウーロン茶と緑茶を箱買いしては冷やして飲んでいて、お腹は常にひんやり。ところが、今はカラダが温まっているので、自然に冷たいものを受け付けなくなり、常温の水が好きに！　この変化に自分でも驚いています。どうしても味がついていないとたくさん飲めない、という場合は、ノンカフェインの麦茶やルイボスティーなどを選ぶようにしましょう。

（NG5　デトックスティーや酵素ドリンクを信用し過ぎ）

「腸活」によさそうと、デトックスティーや酵素ドリンクを飲んでいる方も多いのですが、選び方に注意が必要です。

　まずデトックスティー。お茶はカラダにやさしいものと思い込んでいる方が多いのですが、刺激性の下剤と同じ成分が入っていて、無理やり腸を動かしているものもあります。センナ、キャンドルブッシュ、大黄は刺激性のものなので、原材料をチェックしてこれらが入っていないものを選んでください。

酵素ドリンクの場合、実はほとんど酵素が死んでいるものが多いです。酵素は熱に弱いので高温で殺菌する製造過程で、酵素の持ついい菌までも死んでしまっている場合が多いのです。死んだ菌が腸のエサになる可能性もありますが、それは腸が整っていないとあまり期待できません。ただの甘いジュースを飲んでいるだけ、というなんとも残念なことに……。酵素ドリンクを取り入れる場合は、必ず非加熱加工の商品を選びましょう。

（NG6　パンやパスタが大好き）

第3章の62ページで、パンには腸に悪さをするグルテンが含まれていると書きましたが、グルテンには中毒性があるとも言われています。パンやパスタ、うどん、それから小麦粉を使うホワイトソースなどがやめられないうちは、腸内環境がまだ整っていないサインかもしれません。「どうしてもやめられない……」という方は、例えば週末だけＯＫにするとか、メリハリをつけて食べる回数をなるべく減らすようにしてみましょう。

（NG7　食品添加物を意識していない）

スーパーやコンビニで売られている食品には、食品添加物が使われているものがかなりあります。食品添加物は、腸から排出されにくく、蓄積されて、栄養吸収を阻害してしまうことがあるので、できるだけ避けたいです。保存料や着色料が無添加、と表記されているものを選ぶようにしましょう。

サロンのお客様で多いのが、腸のためによかれと思って摂っていた野菜ジュースで知らぬ間に添加物を摂ってしまっているということ。よくラベルを見ずに買ってしまうと、保存料や着色料がたっぷり、なんてことも。しかも野菜ジュースは、糖分もけっこう多かったりするので要注意です。糖分はカラダを冷やしてしまうこともあるので、食物繊維が摂れていたとしても、代謝を鈍らせて太る原因になったりしていることも。小さい紙パック1本くらいならいいですが、大きなペットボトル1本を1日で飲む、というのはすぐにやめてください。

（NG8　足りないと感じたらサプリメント）

きっちり栄養を計算して食事していなくても、お米を食べて野菜中心の食事をしていれば、サプリは必要ないと思います。けれど、今、〝サプリ病〟になっている方がすごく多いと感じます。サプリの摂りすぎというのは本当に怖いことだと私は思います。２０００人以上のお腹を触ってきましたが、そういう方のお腹はたいていひどくむくんでいて、見ただけでもわかります。そして触ってみて確信に変わり、聞いてみると、たいてい10種類以上のサプリを飲んでいらっしゃいます。徐々に種類が増え、結果的に同じような目的のサプリをいくつも摂っている場合もあるようです。

サプリメントには、食品添加物が含まれているものが意外に多いです。それを腸内で分解するために腸が水分を過剰に出し、むくみやすくなることがあるので、気をつけてください。

また、男性に多く、筋トレブームで最近は女性にも増えているのが、〝プロテインラバー〟。筋トレをしていると、食事だけでは必要なタンパク質が摂れず、プロテインで補うようですが、動物性タンパク質を摂りすぎて排泄されずに残り、ガスが発生しやすくなることも。腸の中で気泡がポンポン発生しているイメージです。お腹に張りを感じたり、うんちが臭くなったりする原因となっています。むやみなプロテイン摂取は考えものですね。

COLUMN4

「腸活にヨーグルト」はあまりおすすめしません

109ページで、発酵食品は納豆やぬか漬けに含まれる植物性乳酸菌がいいとお話ししました。動物性よりも胃酸に強く、腸まで届いてさまざまな菌と一緒に働けるという利点があるからだけでなく、ヨーグルトやチーズなどに含まれる動物性乳酸菌には避けたい理由があるからです。

乳糖不耐症というのをご存じでしょうか。ヨーグルトやチーズに含まれる乳糖を、小腸で消化吸収できないことで、消化不良や腹痛、便秘やおならなどの症状を引き起こします。牛乳を飲むとお腹がゴロゴロしたり、下痢したりする方がいるのは、このためです。驚くべきことに日本人の約7割がこの乳糖不耐症という説もあります。腸のため、と思って毎日ヨーグルトを食べていても、実は腸に負担をかけているのかも。ヨーグルトや乳酸菌飲料は気軽に始められる腸活アイテムと思われがちですが、自分の体質と相談してみてください。

5章

腸美人に生まれ変わるまで

●「腸」が変わると、楽しい！

第1章の32ページで、「カラダの健康もココロの健康も、整った腸がもたらしてくれると思う」と書きました。腸を整えていくことが自分を知るいいきっかけになり、便秘が解消したりスリムな体型になったりするだけでなく、考え方までも変わっていきます。

サロンにいらっしゃるお客様のほとんどの方がこのことを実感してくださいますし、私自身もお客様から「見た目より内面が変わった」と言っていただくことが一番のよろこびです。

ここではその代表選手のような3名の方の、〝腸活ハッピーストーリー〟をご紹介させてください！

「腸を変えることは、抱えているマイナス要素を手放すチャンスになると思います！」（Sさん・30代）

「『リープル』で施術を受け、効果に感動してスタッフになってしまいました！　それまではひどい便秘だったのですが、川村さんに『腸もみ』をしてもらった翌日に、今まで見たことのないような素晴らしい便が出たんです。しかもその次の日も！　当時は3、4日に1回出るくらいだったので、まさか自分が2日連続で出るなんて、と驚きでした。すぐにもう1度行きたくなって、再び来店したとき、スタッフを募集していませんか？　と、たずねたんです。

実は、10代から20代半ばまで摂食障害でした。その影響からか、10代から便秘や冷え、不眠や自律神経失調症に悩まされていました。飲食店に勤め、不規則な生活を送っていた20代は全身、特に下半身のむくみ、肩こりなどの不調がありました。20代後半から少しずつよくなりましたが、便秘だけは30代になってもあまりよくならなかったんです。

エステに行くのも好きだったので、いろいろ試したのですが、よく『上半身と下半身が別人』と言われていました。今思うと、腸が滞っていたんです。川村さんに『腸がむくんでいるから、むくんでしまうのかもしれません』と言われて納得。確かに水分をあまり摂らないなど、腸がむくむ原因になるようなことを、全部やっていたんです。腸が老廃物でガチガチなうえ、便秘薬の多用で腸がむくんでいて、それがカラダのむくみや冷え、便秘につながっていたと知りました。

『リープル』入社後はトレーニングで同期のスタッフと毎日『腸もみ』をしあって、施術者になってからも根気よく自分でもみ続けました。水分量やネバネバ食材を摂るなど食生活にも少しずつ気をつけていき、下剤やサプリメントに頼ることなく、自然なお通じがあるようになりました。それがなによりうれしかったです。

体型もかなりスッキリしました。実際のところ1〜2kgしか減っていないのですが、腸があるべき位置に戻り、肋骨が締まってアンダーバストが細くなり、スッキリ感がより感じられたんだと思います。

「腸もみ」で人生は変わります！

それに、腸の調子がいいことで、体調だけでなくココロも元気になったと感じています。気持ちがよりポジティブになりましたし、怒るとかイライラすることがあまりないんです。ちょっと嫌なことがあったり、他人にひどいことを言われたりしても、まぁいっか、ってなるんです。これはお客様も感じてくださる方が多いです。『リープル』では施術中、お客様とよくおしゃべりをするのですが、話して楽になったと言ってくださいます。腸をケアすることでセロトニンが出るので、そういう効果もあると思いますし、腸内環境が変わることでカラダが元気になると、前向きになったりやる気が起きたりするんですよね。腸を整えることで人生まで変えられちゃう。今持っているいろんな嫌なものを手放すチャンスをもらえる。大げさじゃなく、そう思っています。」

「ココロとカラダはつながっていることを実感！　常にゴキゲンでいられて、恋愛も絶好調♡」（Tさん・20代）

「読者モデルの田中里奈さんのブログを見ているのですが、『リープル』に行ってポッコリお腹がスッキリしたと書かれていたことが通い始めたきっかけでした。便秘はなかったのですが、私もお腹周りだけポッコリするのが気になっていたので、行ってみることにしたんです。そうしたら、たった1回でめちゃくちゃ変化がありました！　施術前後の写真を見比べさせてくれるのですが、明らかにお腹の横幅が変わっていました。

私の場合、胃が下がっているために腸を押していて、お腹が出ている、ということでした。なので、胃の位置を元に戻して、胃が下がらないように肋骨をちゃんと締めて、腸を元の位置に上げてもらいました。腸もかたくてむくんでいるということで、もんでほぐしてもらったら、1回でスッキリして……すごいビックリで！　思わず、どんな薬を飲んでも出ない、と便秘で悩んでいた83歳のおばあちゃんも後日、『リープル』に連れて行っちゃいました（笑）。おばあちゃんも施術が終わってすぐに『ちょっとトイレ』って。それで1週間ぶりに出た、って喜んでくれました。

それから月1回のペースで通うようになって、発酵食品や水溶性食物繊維を摂るとか、食べる物にも気をつけていたら、季節の変わり目に風邪をひいたり寝込んだりすることもなくなりました。体調に波がなくなって、いつもベストな状態をキープできるように。体調がよくなったら、それだけで毎日ハッピー（笑）。気持ちが落ち込むこともなくなったんです。

そのおかげなのか、本当に理想の人に出会うことができたんです。私の理想の男性は亡くなったおじいちゃんみたいな人。誰にでも優しくて、愛にあふれていて、自分よりも相手を気づかう人。一緒にいたら無敵だ、と思える人なんですが、今の彼はまるでおじいちゃんの生まれ変わり？　と思うほど理想的。でも以前は、おじいちゃんと正反対の人ばかりを好きになっていたんです。

以前の私は感情の起伏が激しい方で、そんな自分と似たような人を呼び寄せていたんだと思います。毎日穏やかな気持ちで幸せに過ごせるようになったから、理想の人を引き寄せられるようになったんだと思います。

川村さんから、脳と腸はつながっている、という『脳腸相関』という言葉を教えてもらったのですが、納得です。腸の調子がいいと、不要な物を溜め込まず、きれいにデトックスされている感じがします。マイナスな感情とか、マイナスなモヤモヤもないんです。幸せホルモンが腸でつくられるというのも、その通りだと思います。常にお腹が張っていて、どこか元気になれなくて、気分も上がっていなかったのが解消されて、今ではいつもゴキゲンでいられるんです。

「腸活」は未来の自分のための投資

今までエステにずっと通い続けることはなかったのですが、『リープル』は他のエステとはちょっと違う立ち位置というか、私にとってなくてはならない存在です。健康になるし、美のモチベーションをさらに上げてくれるから。せっかく腸が整ったのに、行かなくなってまたゼロに戻るのはすごくもったいないと思って、今でも月に1回、メンテナンスで通っています。女性は大腸がんも多いと聞くし、病気になって入院費がかかるよりは、今のうちに自分に投資して、健康でいたいなと。今を幸せに楽しく、ずっと元気に生きるための自己投資だと思っています。」

「腸が整うだけでなくリラックスする時間がもらえて、妊活もスムーズに！」（Tさん・30代）

「月に1、2回通っていましたが、今は妊娠中でサロンに通うのはお休みしています。『腸もみ』で妊活しようと思ったわけではなく、痛みで動けなくなるほどの便秘に悩まされ、ガスが溜まりやすかったんです。それから、冷えやストレスもあって、体調を安定させるために通い始めました。ちょうど主人が単身赴任から戻って、そろそろ妊活しようか、というタイミングでもあって、それにはまず、自分の体調を整えないと、というのはありました。

『腸もみ』は痛いと聞いていたのですが、『リープル』では痛みを感じないよう心地よくもんでくれました。私は腸が敏感で効果が出やすい体質なのかもしれませんが、施術後すぐにお腹がキュッと引き締まって。施術前と後の写真を比べると、自分でもびっくりするくらいスッキリしていました。しかもトイレに1、2時間おきに行きたくなる感じで。私は食べるとその分、きっちり体重が増えるタイプなのですが、その日、いつもよりモリモリ食べていたのに、トイレに何回も行っていたからか、体重が1kg減っていました。

それから、お腹が内側からポカポカしてくる感じもわかって、すごく気持ちよくなりました。そのとき初めて、自分のお腹が冷えていたんだと知りました。冷えは妊活にもよくないって聞いていたので、ここにも原因があったのかなと。

それに腸にガスが溜まってむくんでいて、それが子宮を圧迫していたのもよくないことだったみたいです。生理不順とかはなく、毎月ちゃんと生理があったので、排卵日に合わせるタイミング療法を続けていたのですが、うまくいかなかったんです。それで人工授精という段階になったんですが、人工授精の1回目で妊娠できたのはラッキーなことでした。人工授精がもしうまくいかなかったら、その次は体外受精。とてもお金がかかるんですよね。かなりのプレッシャーの中、1回目で妊娠できたことは、体質改善がきちんとできていたからだと思っています。

落ち込んでいる時間から抜け出せた

それに、『リープル』に行くとすごくリラックスできるんです。妊活中の方はわかると思いますが、いろいろ妊活しているのに、生理が来ると『なんでダメだったんだろう？』ってけっこう落ち込むんです。『リープル』のスタッフの方はみんなポジティブで、友達には話しにくいこともちゃんと聞いてくれて、すごくリラックスできるんです。これも妊活にはよかったと思います。心がやすらぐ場所があるという余裕を持たせてくれたことにも感謝しています。」

●「腸活」は楽しんだもん勝ち！

　今はスタッフとして働く、ひとりめのSさんは「この仕事が天職だと思うんです！」と言って、多くのお客様に自身の経験をシェアしてくれています。腸の大切さを一緒に広めてくれる大切な仲間です。

　ふたりめのTさんは、初めて来店された際に「腸って本当に大事な臓器なんだ！」と気づいてくださいました。いつも楽しんで「腸活」に取り組まれている印象で、ご自身の変化を感じながら、ご家族や身近にいる大切な方にも腸の大切さを伝えていらっしゃるほど、自然と知識も豊富に！

　最後のTさんは、「腸もみ」の効果に感動してくださいました。カラダとココロのさまざまな変化に、腸の可能性を感じてくださったのだと思います。こんなに喜んでいただけて、サロンを始めて本当によかったと思っています。

今回ご紹介した3名だけでなく、サロンのお客様には、気になっていた不調がなくなり、外見的にも内面的にも変わった方がたくさんいらっしゃいます。次の146ページで対談をさせていただいた読者モデルの田中里奈さんもそうですが、「腸活」を素直に楽しんでいる方は、変化を早く感じられるし、続けられているように思います。あれを毎日しなくちゃダメ、これはしちゃダメ、なんてストレスになるようなルールを決めず、とにかくできることから、楽しくできそうなことから始めてみてください！

対談　川村衣里奈×田中里奈さん

私たちの腸活ライフ

読者モデルとして活躍している田中さん（左）もリープルのお客様のひとりで、「腸」マニア。「腸活」について情報を交換しあい、施術中は恋愛話よりも腸トークに花が咲くというふたり。その内容をちょっぴりご紹介します！

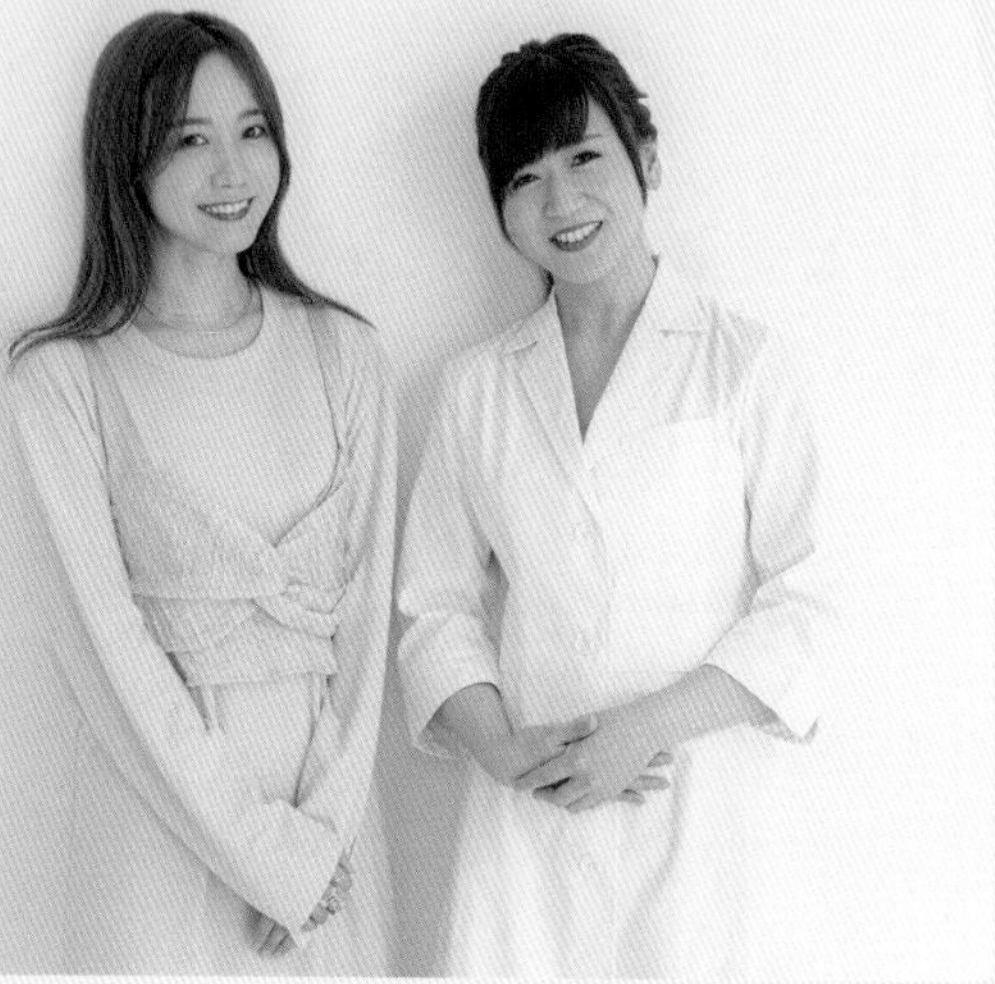

自分のカラダに真剣に向き合うきっかけをつくってくれました

田中さん　「リープル」に通い始めたのは2年半前。急に2kg太ってしまって、コールドプレスジュースでファスティングをしていた頃でした。飲んだ分だけ水分は出るけど、お通じはこないし、お腹も空かない。それなのに体重が戻らず、「私の臓器、ただの筒になってる!?」と感じていました。急に太ることもそれまでなかったし、プチパニック。それで友達に相談したら「リープル」を紹介してもらえて。

川村　初来店はファスティング3日目でしたね。お腹を触ると冷たいし、異常に大きくてかたい塊がありました。私たちの間ではこれを「ゴロリ」と呼んでいるんですけど、歴代No.1くらいのゴロリの持ち主で（笑）。

田中さん　「2000人以上のお腹を触ってきたけど、こんなヤバイのは初めて」と衣里奈さんに言われて、ダイエットの前に今、体質改善しないと死ぬって思いました（笑）。

川村　生命の危機でした（笑）。

田中さん　ね～（笑）。仕事中心の生活を送っていた私にとって、休息とか癒しは日常にあるものではなく〝嗜好品〟でした。仕事のために見た目のメンテナンスはしていたけど、カラダの中のことはほったらかしで。今思うと、太るという私にとって一番イヤなことで〝このままじゃダメ！〟って、カラダが教えてくれたんだなって。それが立ち止まるきっかけになったんです。

　衣里奈さんの施術は変化を実感できるし、腸のお話すべてに納得もできました。カラダの中は人と比べることができないし、臓器も見えないので意識がいきづらいですが、カラダと向き合うことが一番大事って気づかせてくれて、本気で体質改善しようと決意できたんです。

川村　田中さんの腸は大変なことになっていたから、あのとき、出会えて本当によかったです。おへその周りに手のひらサイズであるのが小腸ですが、田中さんはそのあたりがちっとも動かなかった。スマホでもあるの!?と思うくらいゴロゴロしていて、パーンと張っていて。ガスもかなり溜まっていました。

田中さん　肋骨もめっちゃ開いていて……。

川村　そうでしたね。

田中さん　私はそういう骨格だと思ってい

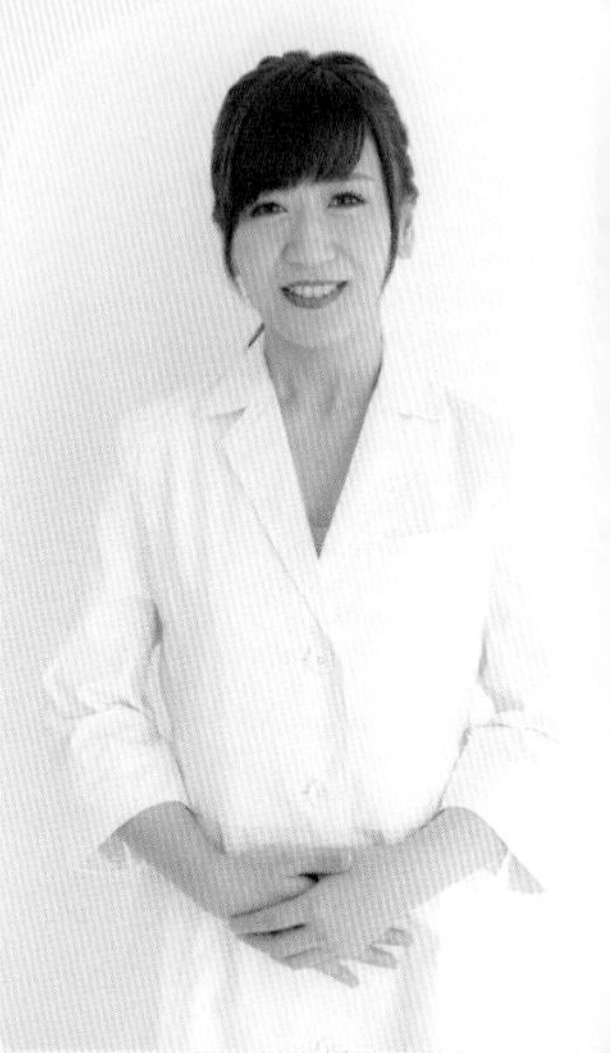

たんです。身幅が結構ある方だなって。でも、それも胃腸が下がり、肋骨が開いたことが原因だったなんてびっくりでした。

「腸もみ」で体質改善したら、ダイエットもついてきた！

川村　水分が摂れないとも言われていましたね。なぜかのどが渇かないって。それもリンパの流れが悪くて、入っていかないだけでした。今はたくさん水を飲みますよね。

田中さん　そうそう。あのときは1日500ml飲むのもやっとだったけど、今は2Lくらい飲みます。やると決めたらやるタイプなので、週2で『リープル』に通い、1ヶ月もしないうちにすごく冷たかったお腹が温かくなった感覚がありました。

川村　確かに急にお腹がやわらかくなってきて、冷えもなくなりましたね。

田中さん　2ヶ月目からは週1で通って、半年くらい経った頃には「ゴロリ」も出にくくなってうんちの質がよくなり、腸の調子がいいことを実感できました。栄養吸収も効率よくできるようになったからか、血流までよくなってきた感覚も。

川村　顔色もすごくよくなりましたよね。

田中さん　そう！　青白かったけど、血色を感じるようになりました。肌なんて、20代の

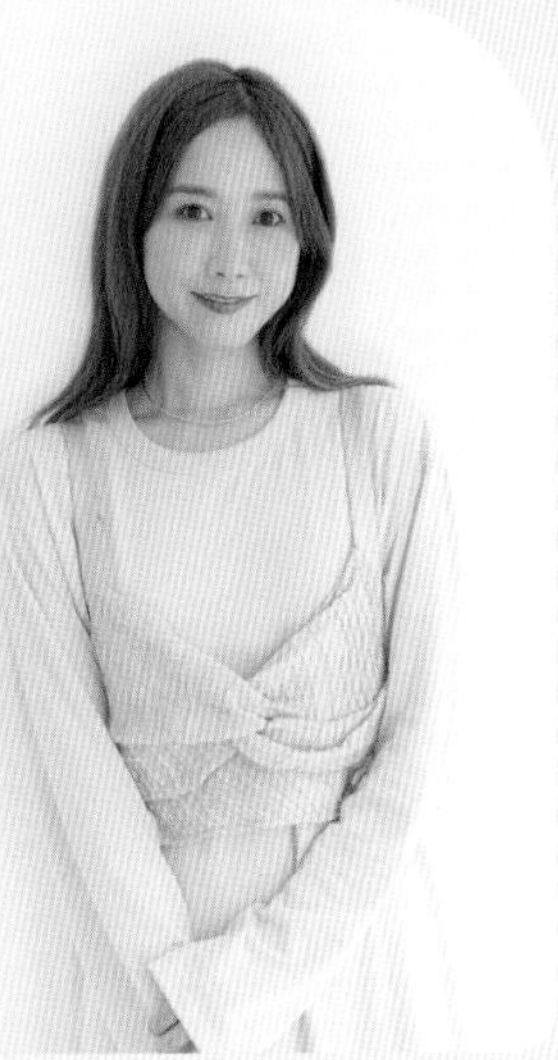

田中里奈

1987年広島県生まれ。東京学芸大学在学中から青文字系ファッション誌を中心に読者モデルとして活躍し、読者に絶大な人気を誇る。近年は企業の商品プロデュースに参加するなど、さまざまなステージで活躍中。

頃より今の方が確実にいいって思うし。通い始めて1年くらい経った頃には水分代謝もよくなって、急にむくまなくなったし、のどが渇くようにもなりました。カラダが欲するようになって、自然と水を飲む量が増えて、ちゃんと代謝もされて出ていく感じ。

川村　もともと細い方だけど、むくみが取れたから、見た目がひと回りもふた回りもスッキリしてシュッとしましたよね。

田中さん　循環がよくなったんだな、というのはつくづく感じます。「腸もみ」前は食べたら食べた分だけ体重が増えて、それをゆっくり戻していく感じでしたが、この頃から例えば夜にお寿司をお腹いっぱい食べても、翌朝500gくらい落ちていたりして。

川村　体質を改善すると、後からダイエットもついてきますね。

「腸活」は楽しく元気に！
無理せず続けられることが大切

田中さん　食べたいものを我慢してキレイをキープしている人も多いですが、それって楽しみを制限することでもあるから、一生は続けられないと思うんです。一生楽しく生きるために「楽しく、元気に腸活」って衣里奈さんに言われたことがココロに残ってます。

川村　そう、腸活は楽しく、元気に！（笑）。

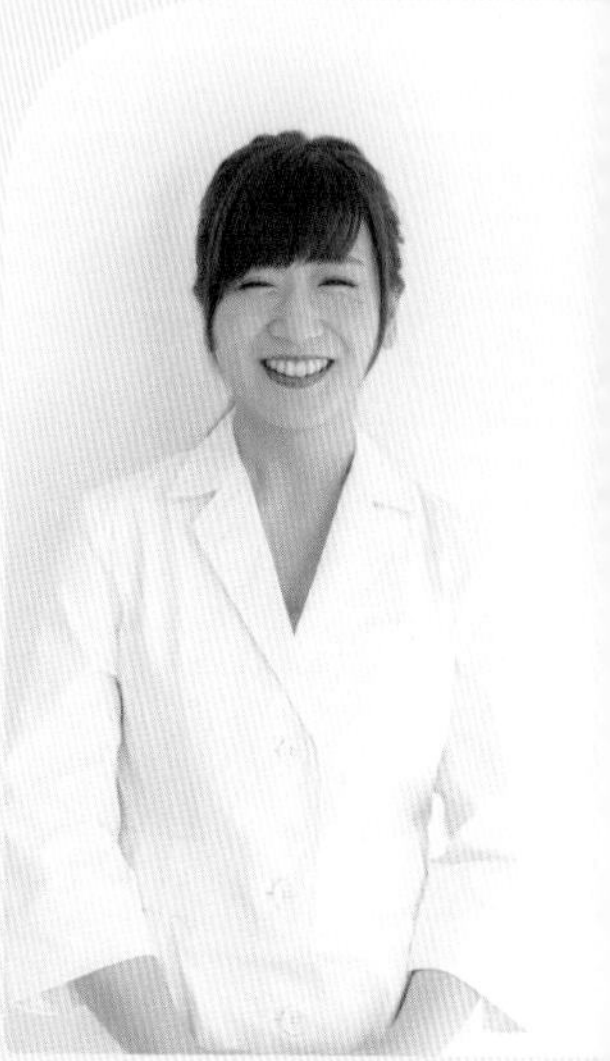

田中さん　衣里奈さんはお酒を楽しく飲むために「腸活」しているんですよね（笑）。

川村　全部ダメじゃ続きませんから（笑）。

田中さん　そこがいいですよね！　衣里奈さんが教えてくれることって本質の周りに余白があるというか。いろんなタイプのお腹を触っていて、その経験と知識からひとりひとりに向き合ってくれるから、汎用性が高い。本当、全人類におすすめしたい！

川村　ありがとうございます（笑）。それ、いつも言ってくださいますね（笑）。

今の自分のカラダに本当に必要なものは、腸が教えてくれる

川村　私も田中さんからおすすめをいろいろ教えていただいて、勉強になっています。そのひとつのジャイロトニック®も、運動が苦手な私ですが、ハマっています。

田中さん　うれしい！　マシンピラティスみたいなイメージで、半分自分でやって、半分トレーナーにやってもらって、トレーニングとストレッチができるものなんですよね。

川村　田中さんは美容通だから、そういういいところをいっぱい教えてくれて、私は勉強しに行くという感じですね。

田中さん　衣里奈さんは腸が整っているから、そういう人が試したらどうなるか気にな

って、いいと思うものはすぐにすすめちゃう（笑）。カラダや美容にいいことはいろいろ試しているけど、腸の調子がよくなって、それらのよさをより実感できるようになったと思います。逆に言うと腸の調子が悪いと、何をやっても効果を感じにくい。

川村　そうですね。腸がよくなると、本当に自分に合うもの、必要なものがわかってきますね。

田中さん　最近のおすすめが知りたいです！

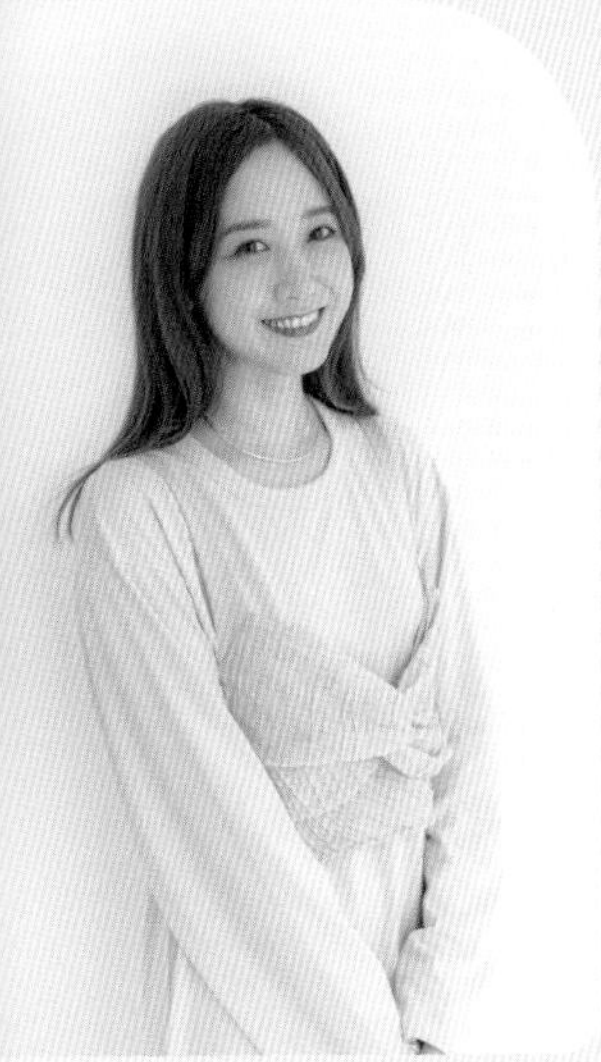

川村　サロンでも販売しているファイバープロという天然の水溶性食物繊維からつくられたサプリ。あとはオーラルケアのラクデントプロという菌のサプリと、たかくら新産業の有機植物発酵エキスかな。田中さんからいただいた、ハリウッド化粧品のオーガニックの青汁も、めっちゃおいしかったです！

田中さん　抹茶＆レモン味がめちゃめちゃおいしいですよね。私は衣里奈さんに、冷え解消にいいと教えてもらった、よもぎ蒸しが気に入って、器具を買っちゃった（笑）。

川村　すごい（笑）。腸トークは楽しい！　話が尽きないですね。またサロンにいらしたときに、いろいろ教えてくださいね！

SPECIAL COLUMN

美腸DIARY

MORNING

朝

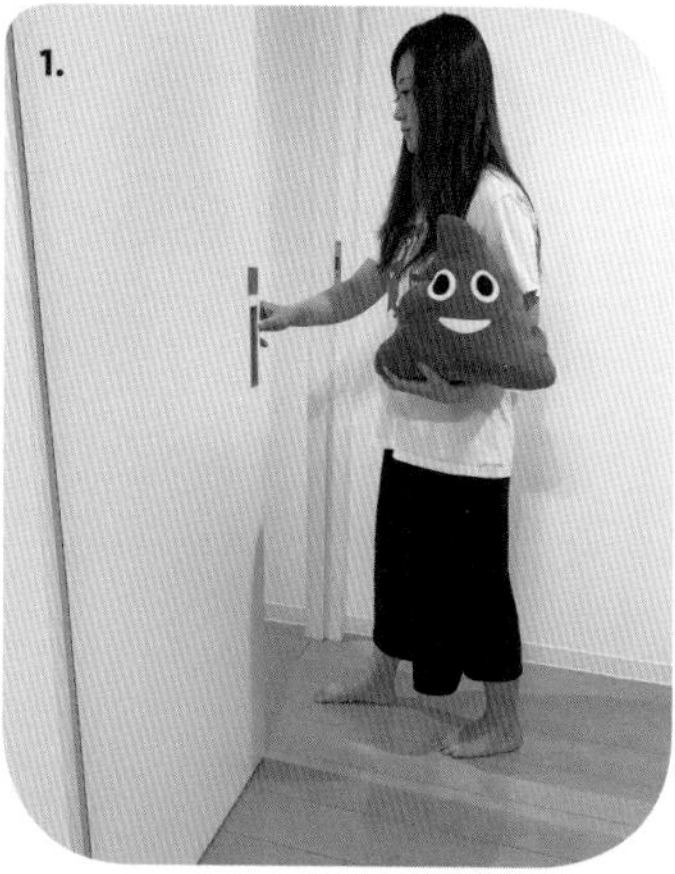

1.

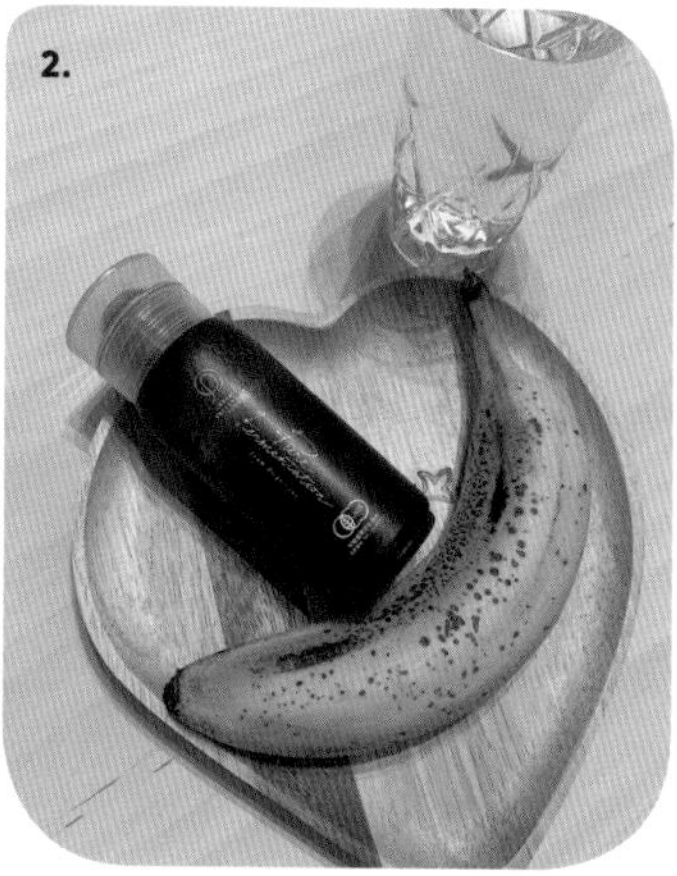

2.

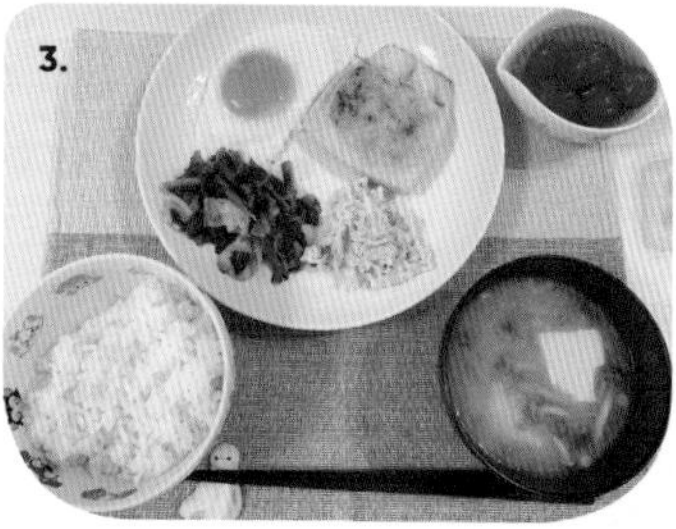

3.

1. 毎朝、便意とともに起床。ベッドの上で腸をもんだら、トイレへGO。**2.** 白湯と熟したバナナ、たかくら新産業の有機植物発酵エキスを朝食前にいただきます。このエキスのおかげで便のカサが増し、するっと出るように。しかもおいしい！　**3.** 朝昼兼用ごはん。油揚げの中には納豆とキムチをIN。不溶性食物繊維と水溶性食物繊維をバランスよく取り入れた献立。朝を制することで、一日いいコンディションが保てます。

「美腸」の持ち主・川村衣里奈のある一日をこっそりのぞき見。
超ストイックな生活を送っているかと思いきや
「腸活」はポイントを押さえて、効率よく取り入れている様子。
今日から「楽しく、元気に腸活!」始めてみませんか?

DAYTIME 昼

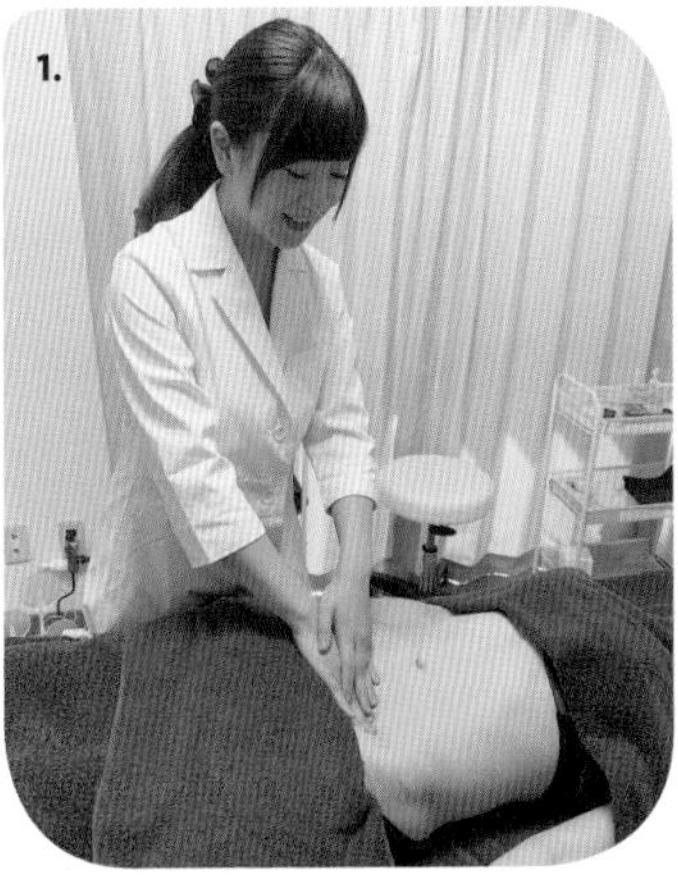

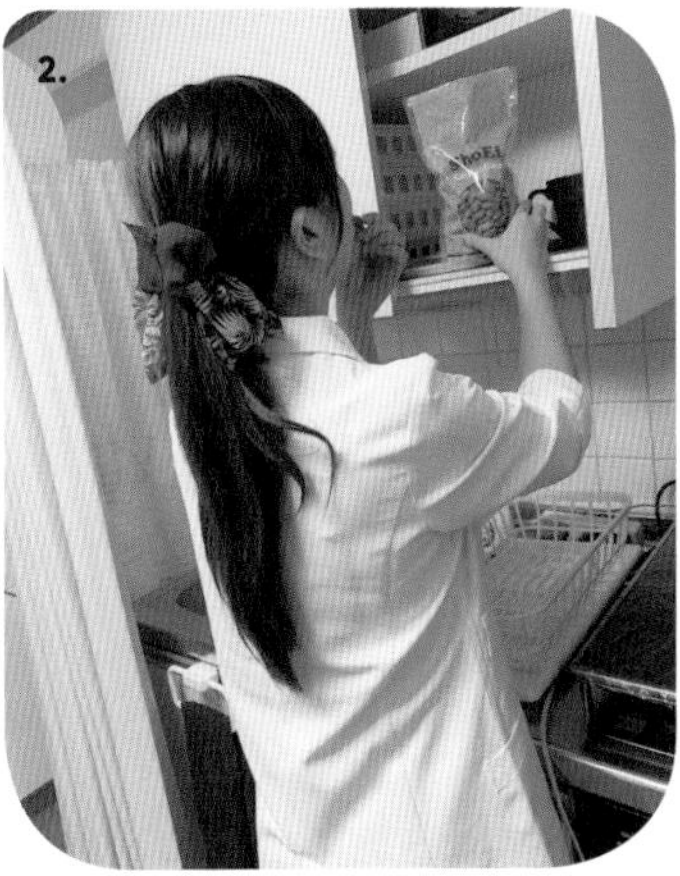

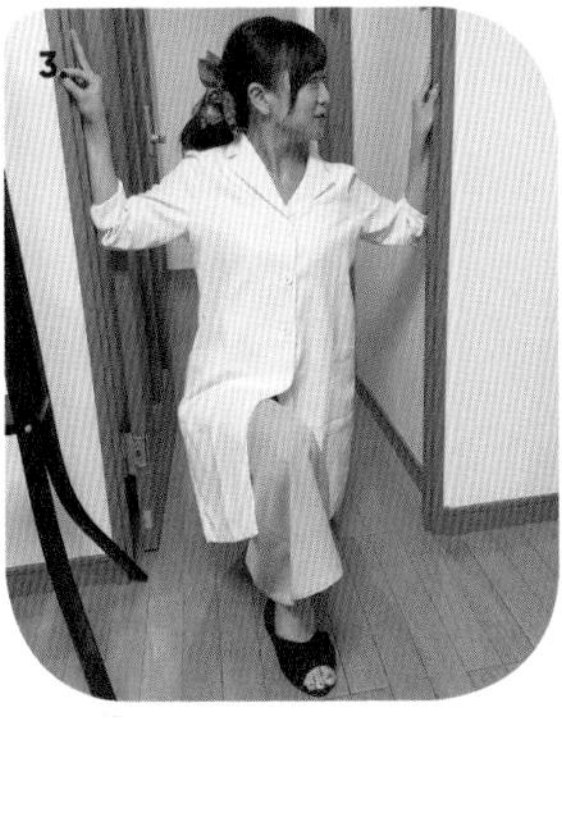

1. お仕事開始。これまで2000人以上のお客様のお腹を触ってきましたが、お腹を見れば、誰のお腹かわかります。**2.** おやつにアーモンドをパクリ。ビタミンやミネラル、食物繊維が豊富で腸にいいだけでなく、アンチエイジング効果にも期待。**3.** お客様のお着替え中にストレッチ。後ろ足をまっすぐ伸ばして腸腰筋をゆるめながら、鼠《そ》径《けい》部《ぶ》の循環をよくして、さらに上体をひねってむくみを防止。立ち仕事、デスクワークのどちらにも効果的!

NIGHT

夜

1.

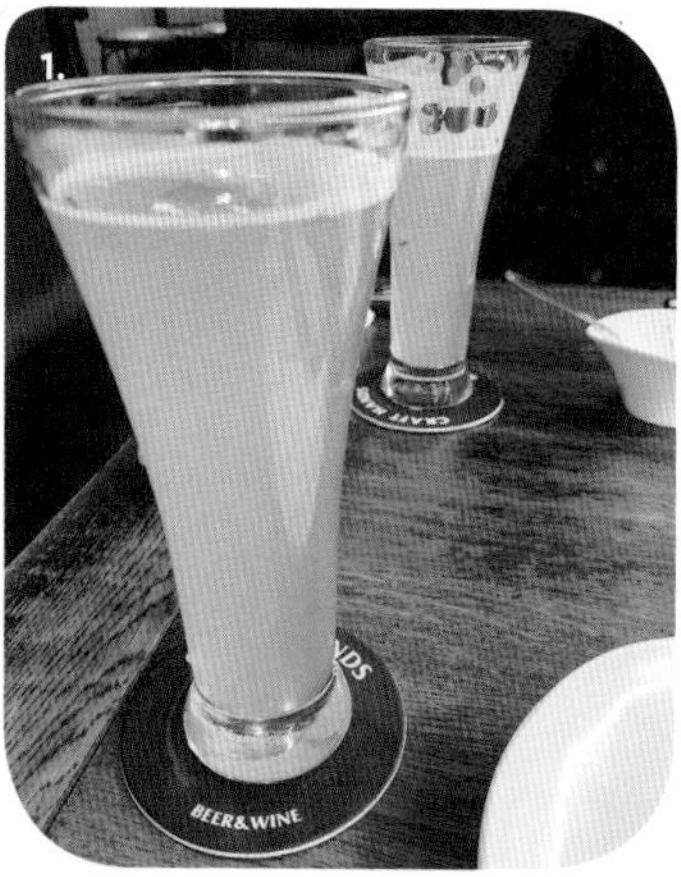

2.

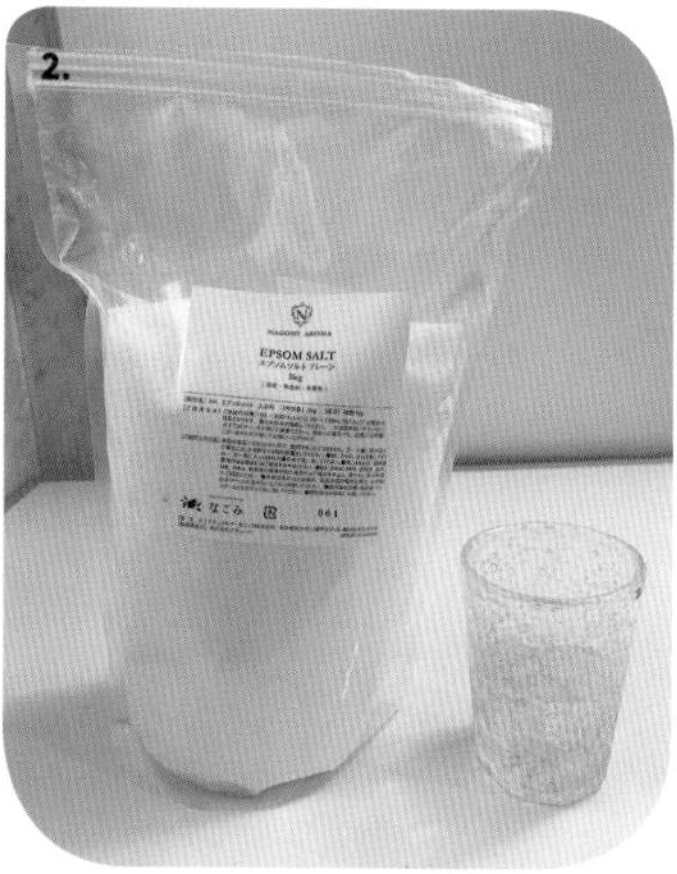

3.

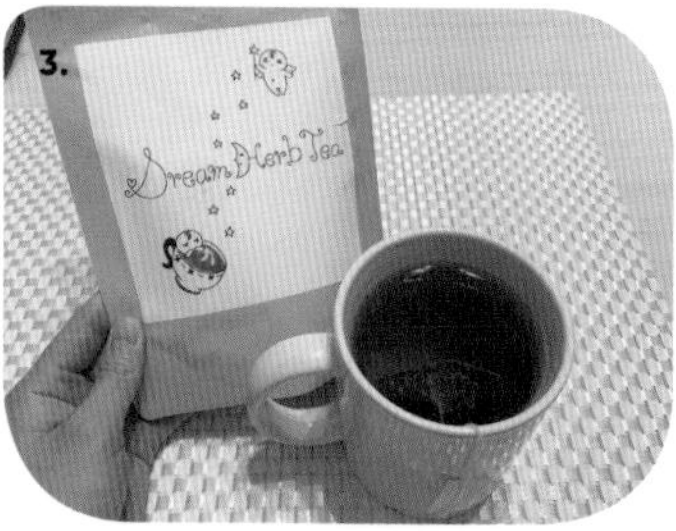

1. このために腸活していると言っても過言ではないくらい、お酒好き。腸の働きもいいからか、二日酔い知らず。**2.** エプソムソルトを入れて、白湯を飲みながら入浴。疲れが取れやすくなり、お風呂上りもずっとカラダがポカポカ。**3.**「リープル」オリジナルのハーブティーを寝る前に。胃腸を整え、消化をサポート。睡眠を促すトリプトファンも配合しているので、睡眠の質もアップ。サロンや「リープル」公式BASEから購入可能です。

おわりに

私は小学生の頃からアレルギー、アトピー、喘息に悩まされ、ひどい便秘のために救急車で運ばれた経験もあります。北海道の実家にいた頃は、それほど悪化することもなく過ごせていたのですが、18歳で上京して不規則な生活を送り続けた結果、20歳で不調のピークを迎えました。太りたくないのに食欲は止まらず、食べても出せばいいんだ！　という安易な考えで下剤を服用し、それなしでは出せないほどの便秘になってしまいました。肌荒れも続き、寝ても疲れが取れないことも……。夜型生活で、太陽を見るだけでイライラしてしまうほどココロに余裕がなく、日中でもカーテンを閉め切って過ごしていました。

たまたまご縁があり、前職の「腸もみ」エステに入社することになったのですが、そもそもなぜ「腸」なの？　と、疑問を抱いたままなんとなく始めたのを覚えています。その頃はまだ今のように「腸」は注目されておらず、今だから言えますが、私も「腸」のことなんてまったく興味がなかったんです（笑）。

けれど、おかげで私の不調は「腸」に問題があったのだと知ることができました。そして、改善することができたので、今はご縁にとても感謝しています。20代はじめの不調だらけだった自分を思うと、ここまで変わることができたことに感動しています。こうしてこの本を書かせていただけたことも、とてもありがたく思っています。

また、サロンにいらっしゃるお客様からは、「命の恩人です！」「もっと早く出会いたかった！」というようなお言葉を毎日いただけて、元気に楽しく過ごせることがこの上なく幸せです。

私の人生は「腸」で変わりました。「腸」は〝素直〟なので、整えたいと思って働きかければ、ちゃんと応えてくれます。そして「腸」が整ってくるとココロも整います。この変化を実感できると、とても楽しくなります。

みなさんの人生も「腸」できっと変わります。ひとりでも多くの方に体験していただけるよう、願っています。

川村衣里奈

PROFILE

川村衣里奈

株式会社リープル代表取締役。北海道出身。上京後、カイロプラクティックの資格を取得。接客業・サービス業を経て、腸の専門サロンで働き始める。そこで自身が子供の頃から悩まされていた便秘、喘息、アレルギー、アトピーは腸の不調が原因にあると考えるようになり、セルフケアを始めると、症状が軽減。腸の研究に没頭する。2017年に独立し、腸もみエステ リープル®を麻布十番に開業。口コミで話題となり、女優やモデルも多数通う予約の取れない人気サロンに。2020年9月には広尾に拡大移転。自身の経験から腸の可能性を伝え、美腸の輪を広めることを目指している。

腸もみエステ リープル®

ひとりひとりに合った施術とカウンセリングを行う腸もみサロンです。外側だけではなく、内側からの美と健康を目指すお客様のお手伝いをします。また、腸だけではなく、骨格を整え、筋肉をゆるめ、さまざまなところから腸へのアプローチをすることで相乗効果が見込めるオリジナルのメニューをご提供しています。

TEL：03-6426-5372

（初回予約受付11:30～18:30／土日祝は10:30～17:30）

※20歳未満のお客様は保護者の承諾書が必要となります。
お問い合わせの際にお知らせください。

※ご妊娠中の方のご来店はお控えください。

※男性のお客様はご紹介のみとなります。

HP
https://leapl.tokyo/

Instagram
@leapl201711.11

STAFF

デザイン　髙橋朱里（マルサンカク）

撮影　村上未知

文　河村美枝

DTP　美創

どんどんくびれる！ 3分腸もみ

2020年12月10日　第1刷発行

著　者　川村衣里奈
発行人　見城 徹
編集人　福島広司
編集者　真鍋 文
発行所　株式会社 幻冬舎
〒151-0051 東京都渋谷区千駄ヶ谷4-9-7
電話 03-5411-6211（編集）
03-5411-6222（営業）
振替 00120-8-767643
印刷・製本所　図書印刷株式会社
検印廃止

Printed in Japan
ISBN978-4-344-03718-2　C0095
◎幻冬舎ホームページアドレス
https://www.gentosha.co.jp/
◎この本に関するご意見・ご感想をメールでお寄せいただく場合は、
comment@gentosha.co.jp まで。